Thalheimer/Meyer/Bekeredjian/Kreutz
Kodierleitfaden für die Intensivmedizin 2020

Markus Thalheimer/F. Joachim Meyer/
Raffi Bekeredjian/Claus-Peter Kreutz

Kodierleitfaden für die Intensivmedizin 2020

Praxisrelevante Erläuterungen der
spezifisch intensivmedizinischen Kodierung

von

Dr. Markus Thalheimer

Prof. Dr. F. Joachim Meyer

Prof. Dr. Raffi Bekeredjian

Dr. Claus-Peter Kreutz

13. Auflage 2020

medhochzwei

Anschriften der Autoren:
Universitätsklinikum Heidelberg
Qualitätsmanagement/Medizincontrolling
Dr. med. Markus Thalheimer
Im Neuenheimer Feld 672
69120 Heidelberg
markus.thalheimer@med.uni-heidelberg.de

München Klinik GmbH
Lungenzentrum München (Bogenhausen-Harlaching)
Klinik für Pneumologie u. Pneumologische Onkologie, Klinikum Bogenhausen
Klinik für Pneumologie, Gastroenterologie, Internistische Intensiv- und Beatmungsmedizin, Klinikum Harlaching
Prof. Dr. med. F. Joachim Meyer
Dr. Claus-Peter Kreutz
Sanatoriumsplatz 2
81545 München
joachim.meyer@muenchen-klinik.de
Claus-Peter.Kreutz@muenchen-klinik.de

Prof. Dr. med. R. Bekeredjian
Abteilung Kardiologie
Robert-Bosch-Krankenhaus Stuttgart
Auerbachstraße 110
70376 Stuttgart
raffi.bekeredjian@rbk.de

Bibliografische Information der Deutschen Nationalbibliothek
Die Deutsche Nationalbibliothek verzeichnet diese Publikation in der Deutschen Nationalbibliografie; detaillierte bibliografische Daten sind im Internet über http://dnb.d-nb.de abrufbar.

Bei der Herstellung des Werkes haben wir uns zukunftsbewusst für umweltverträgliche und wiederverwertbare Materialien entschieden. Der Inhalt ist auf elementar chlorfreiem Papier gedruckt.

ISBN 978-3-86216-587-2

© 2020 medhochzwei Verlag GmbH, Heidelberg

www.medhochzwei-verlag.de

Dieses Werk, einschließlich aller seiner Teile, ist urheberrechtlich geschützt. Jede Verwertung außerhalb der engen Grenzen des Urheberrechtsgesetzes ist ohne Zustimmung des Verlages unzulässig und strafbar. Dies gilt insbesondere für Vervielfältigungen, Übersetzungen, Mikroverfilmungen und die Einspeicherung und Verarbeitung in elektronischen Systemen.

Satz: Reemers Publishing Services GmbH, Krefeld
Umschlaggestaltung: Wachter Kommunikationsdesign, St. Martin
Titelbild: Florian Augustin/Shutterstock.com
Druck: mediaprint solutions GmbH, Paderborn

Vorwort zur 13. Auflage

Jedes Jahr ändert sich das German DRG-System (G-DRG) auf ein Neues, für 2020 gab es den größten Eingriff in der Geschichte des DRG-Systems mit der Herausnahme der Pflegepersonalkosten aus der DRG-Vergütung. Was dies für das nun aG-DRG-System genannte Fallpauschalensystem bedeutet, ist noch nicht absehbar.

Für die Intensivmedizin gab es mit der längst überfälligen Reform der Beatmungsrichtlinie 1001 ebenfalls eine — allerdings ersehnte — Änderung für 2020. Neben der Zählweise der Beatmungsstunden wurden auch nicht invasive Beatmungen wie HFNC bezüglich der Vergütung definiert. Dies war wegen eines negativen Urteils des BSG vom Juli 2019 dringend geworden. Alle diese Änderungen werden im Leitfaden erläutert, ebenso wie die Erweiterung der Definition des Weaningkodes 8-718. Die größte Änderung der letzten Jahre in der Intensivmedizin betraf die Einführung der „aufwendigen" intensivmedizinischen Komplexbehandlung (8-98f) ab 2013, die deutlich aufwendigere Mindestmerkmale und Vorhalteleistungen fordert. Seit 2015 führt diese Prozedur zu einer Auftrennung in zwei verschiedene Arten einer intensivmedizinischen Abrechnung: Fälle mit dem aufwendigen Kode führen in deutlich höher vergütete DRGs, teilweise können Splits nur über die aufwendigen Intensivkomplexkodes überhaupt erreicht werden. Das Prinzip wurde für 2020 beibehalten und nur in Details angepasst. Diese Neuerungen werden im Leitfaden ausführlich dargestellt. Die Erlösrelevanz der Intensivmedizin hat in den letzten Jahren noch einmal deutlich zugenommen. Inzwischen führen auch wenige Tage Intensivbehandlung in vielen „normalen" operativen oder internistischen DRGs zu Mehrerlösen.

Seit 2014 wurden die Intensivkomplexpunkte mit den Beatmungsstunden kombiniert, um eine der Beatmungs-DRGs anzusteuern. Dies führte zu einer Aufwertung der Punkte und einer relativen Abwertung der Beatmungsstunden. Das InEK hat in diese Richtung minimale Änderungen für 2020 vorgenommen mit dem Ziel, die ausschließliche Beatmungsdauer als Erlösfaktor weiter abzuwerten und in die Gesamtbehandlung einzubetten.

Im Jahr 2016 wurde die medizinische Definition der Sepsis überarbeitet, nun gelten nicht mehr die SIRS-, sondern die SOFA-Kriterien. Die Neuerungen sind im Leitfaden ausführlich erläutert. Bei Redaktionsschluss bestand Unsicherheit, ob die auf SIRS basierenden Abrechnungsregeln weiter Anwendung finden oder bereits in 2020 auf die neue Definition der Sepsis auch für die Abrechnung umgestellt wird.

Sehr herzlich danken möchten wir unserer Kollegin Susanne Leist für die kritische Durchsicht und Ergänzungen des Beatmungskapitels sowie Lutz Frankenstein für die Überlassung des Infarktkapitels aus seinem Leitfaden „Kardiologie", den wir zur Vertiefung der kardiologischen Kodierung sehr empfehlen. Ein ausdrücklicher Dank gilt Jannis Radeleff, der diesen Leitfaden begründet hat, inzwischen aber aufgrund beruflicher Neuorientierung die Weiterführung in unseren Händen belassen hat. Wir werden alles tun, uns dieser Verantwortung würdig zu erweisen. Für ihn ist als Autor und Spezialist für Beatmung Claus-Peter Kreutz eingestiegen.

Nehmen Sie bei Fragen und Verbesserungsvorschlägen wie üblich Kontakt mit den Autoren auf: nur durch Ihr Feedback lebt dieser Kodierleitfaden und richtet sich an die praktischen Anwender im Krankenhaus. Ein Dank voran an alle Leser für Ihre Kommentare und Hinweise.

Heidelberg, Januar 2020
Die Autoren

Benutzungshinweise:

Verweise auf die Deutschen Kodierrichtlinien (DKR) Literatur, sowie die FoKA- oder MDK-Empfehlungen sind jeweils in eckigen Klammern angegeben, z. B. [DKR 0902a].

Die Empfehlungen des Fachausschusses für ordnungsgemäße Kodierung und Abrechnung (FoKA) der DGfM (Stand Ende 2019) finden sie auf folgender Webseite: foka.medizincontroller.de

Als Grundlage für die MDK-Empfehlungen wurden die SEG4-Empfehlungen Stand Oktober 2019 benutzt, welche unter www.mdk.de einsehbar sind.

Die aktuellsten DKR finden sich immer auf den Webseiten der Selbstverwaltung: www.g-drg.de.

Ein Dank an dieser Stelle auch an alle Leser für ihre Kommentare und Hinweise. Scheuen Sie nicht die Kontaktaufnahme; Ihre Wünsche und Anmerkungen berücksichtigen wir gerne.

Inhaltsverzeichnis

Vorwort zur 13. Auflage 5

1 Einleitung 13
   1.1 Intensivstation 13
   1.2 Intermediate Care Unit 15
   1.3 MD (Medizinischer Dienst) 19
       1.3.1 Hauptdiagnose 20
       1.3.2 Nebendiagnosen 21
       1.3.3 Beatmungszeit 21
       1.3.4 „SAPS"-DRGs 22
       1.3.5 Komplexpauschalen 24
       1.3.6 Zusatzentgelte und NUBs 25
   1.4 Literatur 26

2 Diagnosen 27
   2.1 Infektionen 27
       2.1.1 Allgemeine Bemerkungen 27
       2.1.2 Definition und Formen von Fieber 28
       2.1.3 Fieber in der Aplasie 30
       2.1.4 Sepsis 32
       2.1.5 Sepsis als Hauptdiagnose 43
       2.1.6 Bakterielle und virale Infektionen
              (außer Atemwege) 44
       2.1.7 Bakterielle und virale Pneumonie,
              Atemwegserkrankungen 49
       2.1.8 Pilzinfektionen 53
       2.1.9 CMV-Infekte 56
       2.1.10 Infektionen bei Zustand, nach
              Transplantation 57
       2.1.11 Erreger-Resistenzen 58
       2.1.12 MRSA und MRE 62
       2.1.13 Katheter- und PORT-Infektionen 67
       2.1.14 Im Krankenhaus erworbene
              Pneumonie, nosokomiale Pneumonie 68

2.2	Schockformen	69
	2.2.1 Anaphylaktischer Schock	69
	2.2.2 Hypovolämischer Schock	70
	2.2.3 Kardialer und kardiogener Schock	70
	2.2.4 Neurogener Schock	71
	2.2.5 Septisch-toxischer Schock	72
	2.2.6 Übersicht Kodierung: Schockarten	73
	2.2.7 Literatur	73
2.3	Myokardinfarkt	74
	2.3.1 Definition und Kodierung	74
	2.3.2 Myokardinfarkt während eines Aufenthaltes	75
	2.3.3 Komplikationen eines Myokardinfarktes	75
	2.3.4 Lysetherapie	76
	2.3.5 GP2b/3a-Antagonisten & Thrombin-Inhibitor	76
	2.3.6 Postinfarkt-Angina	79
	2.3.7 Postinfarkt-Syndrom	79
	2.3.8 Rezidivierender Myokardinfarkt	79
	2.3.9 Alter Myokardinfarkt	80
	2.3.10 Ausschluss Myokardinfarkt	81
	2.3.11 Beispielfälle akuter Myokardinfarkt	81
	2.3.12 Isolierte Erhöhung der Nekrosemarker (Troponin)	83
2.4	Lungenembolie	83
	2.4.1 Kodierung der Lungenembolie allgemein	83
	2.4.2 Lungenembolie bei tiefer Beinvenenthrombose	84
2.5	Vergiftungen	85
	2.5.1 Arzneimittel, Drogen und biologisch aktive Substanzen	85
	2.5.2 Prozeduren im Zusammenhang mit Vergiftungen und Überdosierungen	94
2.6	Blutung, Antikoagulation, Thrombose	94
	2.6.1 Blutungen und Blutungsneigungen	94
	2.6.2 Thrombose und Embolie	98
	2.6.3 Thrombophilie und Antikoagulation	100

		2.6.4	Weitere erworbene Gerinnungsstörungen...102
		2.6.5	Angeborene Gerinnungsstörungen..............103
	2.7	Meningitis	106
3	Prozeduren		109
	3.1	Beatmung	109
		3.1.1	Art der Beatmung..111
		3.1.2	Methode der Beatmung 115
		3.1.3	Beginn der Beatmung..123
		3.1.4	Dauer der Beatmung...124
		3.1.5	Ende der Beatmung...126
		3.1.6	Weaning...128
		3.1.7	Komplikationen, Versorgung...............................134
		3.1.8	Literatur...135
	3.2	Reanimation	136
		3.2.1	Herzstillstand [0903n]..136
		3.2.2	Kardioversion & Defibrillation 138
		3.2.3	Temporärer externer Schrittmacher 139
		3.2.4	Hypothermie 139
	3.3	Lagerung	140
	3.4	Ernährung & Stoma	141
	3.5	Dialyseverfahren	143
		3.5.1	Hämodialyse 143
		3.5.2	Hämodiafiltration 146
		3.5.3	Hämofiltration 148
		3.5.4	Leberersatztherapie...149
	3.6	Mechanische Kreislaufunterstützung	150
		3.6.1	Intravaskuläre Unterstützungssysteme.........150
		3.6.2	Extrakorporale Pumpsysteme..............................153
		3.6.3	Herzunterstützungssysteme („Kunstherz")..155
		3.6.4	Literatur...157
	3.7	Komplexbehandlungen	157
		3.7.1	Liste der Komplexbehandlungen 159
		3.7.2	Intensivmedizinische Komplexbehandlung (Basisprozedur)...........161
		3.7.3	Aufwendige intensivmedizinische Komplexbehandlung (Basisprozedur)...........174

	3.7.4	Intensivmedizinische Komplexbehandlung im Kindesalter (Basisprozedur)	178
	3.7.5	Multimodale intensivmedizinische Überwachung und Behandlung bei zerebrovaskulären Vasospasmen	181
	3.7.6	Multimodale intensivmedizinische Überwachung und Behandlung bei neuromuskulären Erkrankungen	181
	3.7.7	Komplexbehandlung bei Besiedelung oder Infektion mit nicht multiresistenten isolationspflichtigen Erregern	182
3.8	Prozeduren		182
	3.8.1	Nicht kodierbare Prozeduren	182
	3.8.2	Zusatzentgelte	182
	3.8.3	Liste der Zusatzentgelte	184
	3.8.4	Definition von Prozeduren	187
	3.8.5	Gerinnungsfaktoren	197
	3.8.6	Hitliste Prozeduren	207

Stichwortverzeichnis 267

1 Einleitung

Dieser Kodierleitfaden verzichtet bewusst auf allgemeine Informationen zum DRG-System, da für die Kodierung intensivmedizinischer Fälle umfangreiche Vorkenntnisse mit dem DRG-System erforderlich sind. Bei Bedarf können allgemeine Fragen in entsprechenden Lehrbüchern nachgeschlagen werden. Ein solides Verständnis der Kodierung erleichtert es, diesen Kodierleitfaden direkt praxisnah anzuwenden.

Ähnlich verhält es sich mit dem vorausgesetzten medizinischen Wissen: Es werden nachfolgend keine Erkrankungen oder Maßnahmen erklärt, noch ihre Indikation oder Durchführung, da dies alleinig in der Verantwortung des zuständigen Intensiv-Arztes liegt. Der Kodierleitfaden bietet Hilfe, wie eine Erkrankung oder Maßnahme kodiert werden kann, damit es zu keinen Erlösminderungen kommt.

In den folgenden Unterkapiteln der Einleitung wird neben einer kurzen Definition der Intensivstation auch auf die Kodierung im Hinblick auf MD-Gutachten hingewiesen, da diese eine hohe Bedeutung besitzt.

1.1 Intensivstation

Zur baulichen Gestaltung, Einrichtung und patientenorientierten apparativen Ausstattung von **Intensivbehandlungseinheiten** liegen Empfehlungen verschiedener Fachgesellschaften, u. a. der Deutschen interdisziplinären Vereinigung für Intensiv- und Notfallmedizin (DIVI), vor [DIVI 2010]. Grundlage sind die „Empfehlungen zur Struktur und Ausstattung von Intensivtherapiestationen" der DIVI in der aktuellen Version vom 30.11.2010. Die Empfehlungen gelten nur für Stationen zur Versorgung erwachsener Patienten. Für Kinder gibt es eigene Empfehlungen der Deutschen Gesellschaft für Neonatologie und pädiatrische Intensivmedizin (GNPI).

Demnach sind Intensivbehandlungseinheiten personell speziell besetzte und ausgestattete Stationen, in denen die medizinische Versorgung kritisch kranker Patienten gewährleistet wird. Der **kritisch kranke Patient** ist charakterisiert durch die lebensbedrohlichen Störungen eines oder mehrerer Organsysteme:

- Herz-Kreislauffunktion
- Atemfunktion
- zentrales Nervensystem
- neuromuskuläre Funktion
- Niere
- Leber
- Gastrointestinaltrakt
- Stoffwechsel
- Störungen der Temperaturregulation
- Gerinnungsstörungen

Die **Bettenzahl** einer Intensivbehandlungseinheit ist abhängig von [DIVI 2010]:

- Größe und Aufgabenbereich des Krankenhauses
- Anzahl vital gefährdeter Patienten bezogen auf die jeweilige Krankenhaus-Abteilung bzw. Spezialabteilung
- Liegedauer

Die einzelne Einheit sollte über 8 bis 12 Behandlungsplätze verfügen. Größere Stationen können eine Intensivtherapieeinheit bilden [DIVI 2010]. Die Kodierung einer intensivmedizinischen Behandlung mittels der Kodes für eine Komplexbehandlung wird ab Kapitel 3.7.2 beschrieben. Dort sind vor allem personelle und apparative Voraussetzungen genannt. Wichtig ist, dass für die Kodierung und Abrechnung allein die Voraussetzungen der entsprechenden OPS-Kodes gelten! Dies ist zu beachten, da die Definitionen von Intensivstationen der Fachgesellschaften und des OPS nicht deckungsgleich sind und selbst Gutachter hier immer wieder die falschen Empfehlungen zu Grunde legen.

1.2 Intermediate Care Unit

Durch die Weiterentwicklung der medizinischen Optionen wurde zunehmend eine weitere Stufe im Behandlungskonzept „zwischen Intensivstation und Normalstation" eingerichtet: die Intermediate Care Unit (ICU). Diese ist meistens der jeweiligen Abteilung thematisch zugeordnet und hat einen fachlich spezialisierten Charakter, wie z. B. eine operative Intermediate Care Station, eine Station für Myokardinfarkte (coronary care unit) etc.

Das hat zu den heute in vielen Krankenhäusern etablierten drei Behandlungsstufen geführt:

1. Intensivstation
2. Intermediate Care Unit (im anglo-amerikanischen System oft „high dependency unit")
3. Normalstation

Die IMC-Station ist geeignet für die Überwachung und Behandlung von Patienten mit mäßiger oder potentiell schwerwiegender Instabilität physiologischer Parameter, die eine apparative Überwachung und Organunterstützung, aber keinen Organersatz benötigen. Dies umfasst Patienten, die weniger als normale Intensivtherapie/pflege benötigen, aber mehr, als auf der Normalpflegestation möglich ist Sie soll nicht eine ITS ersetzen. Naturgemäß kann es Überschneidungen mit den anderen Stationsformen geben. Die Intermediate-Care-Stationen haben die Aufgabe, Patienten zu versorgen, deren Behandlung so schwerwiegend und/oder aufwändig ist, dass sie eine ständige oder engmaschige Überwachung erfordert. Dabei handelt es sich um Patienten, deren Zustand einen oder mehrere Organausfälle erwarten lassen, oder deren Zustand nach einem oder mehreren Organausfällen zu ernst oder instabil für eine Rückverlegung in eine NPS ist und die deshalb ein kontinuierliches Monitoring benötigen. Dies umfasst die Prävention, Diagnostik und Behandlung von allen medizinischen und chirurgischen Krankheiten, welche zum Versagen von Vitalfunktionen führen können.

Die Intermediate Care Unit definiert sich über vorhandene personelle Ausstattung und Überwachungsfunktionalitäten [DGAI 2011]. Die DIWI hat 2017 eine Empfehlung zur Ausstattung von Intermediate Care Stationen publiziert [DIWI 2017].

Die Intermediate Care Unit hat eine sinnvolle Betriebsgröße von 8–20 Betten und unterscheidet sich von einer Intensivtherapiestation in der Anzahl der Pflegekräfte pro Patient (Pflegeschlüssel) [DGAI 2011]: die Angaben reichen von 1 : 3 bis (häufiger) 1 : 4 oder 1 : 6. Die Rotation des Pflegepersonals mit der Intensivstation wird empfohlen [DGAI 2011].

Bisher gab es lediglich für neonatologische Intensivstationen eine verbindliche Empfehlung für die Anzahl der Pflegekräfte pro Patient für die Versorgung von Frühgeborenen: laut einer Richtlinie des G-BA müssen pro Frühgeborenem von unter 1500 Gramm Geburtsgewicht bei therapiepflichtigen Kindern eine Pflegekraft pro Frühchen, bei überwachungspflichtigen Kindern eine Pflegekraft pro 2 Frühchen vorhanden sein. Zusätzlich müssen mindestens 40 % des Teams über eine intensivmedizinische Zusatzqualifikation oder eine langjährige Intensiverfahrung mit Neonaten verfügen. In der Versorgung von allen anderen Patienten wurden die gesetzlichen Grundlagen für Personaluntergrenzen in der Intensivmedizin geschaffen, konkret in der Pflegepersonal-Untergrenzen-Verordnung. Diese wurde aktualisiert am 28.10.2019 veröffentlicht. Dabei gelten Untergrenzen in der Intensivmedizin in der Tagschicht (6 Uhr bis 22 Uhr) von 2,5 zu 1 und in der Nachtschicht (22 Uhr bis 6 Uhr) 3,5 zu 1; ab dem 1. Januar 2021 sinken diese in der Tagschicht auf 2 zu 1 und in der Nachtschicht 3 zu 1. Diese Personaluntergrenzen gelten für Intensiv- und Intermediatecare-Stationen gleichermaßen, sofern der OPS-Kode für Intensivmedizinische Komplexbehandlung abgerechnet wird bzw. diese Stationen Intensivmedizin betreiben. Die Nichterfüllung ist mit erheblichen Sanktionen verbunden!

Die ärztliche Leitung einer IMC soll einem ausgewiesenen Intensivmediziner obliegen. Die unmittelbare Verfügbarkeit eines intensivmedizinisch erfahrenen Arztes ist jederzeit zu gewährleisten. Obwohl für die Intermediate Care Unit nicht durchgehend die Präsenz eines Arztes erforderlich scheint, können Patientenaufkommen oder Aufnahme- und Entlassungsprozeduren die ausgedehnte Präsenz eines intensivmedizinisch erfahrenen Arztes erfordern [DGAI 2011]. Der OPS-Katalog gibt hier detaillierte Vorgaben zur ärztlichen Präsenz und zur Qualifikation der Leitung, die weiter hinten in diesem Leitfaden erläutert werden. Wird eine IMC als Intensivstation abgerechnet, müssen diese strengen OPS-Vorgaben zwingend erfüllt sein.

Das Monitoring auf der Intermediate Care Unit unterscheidet sich nur gering von den grundlegenden Monitoringformen einer Intensivstation:

- Arrhythmie/ST-Strecke
- Hypoventilation
- Hypoxie
- Blutdrucküberwachung
- Invasive Messung von zentralem Venendruck bzw. arteriellem Druck
- Bilanzierung
- Neurologische Überwachung

„Letztlich gehören alle Patienten, die einer unmittelbaren therapeutischen Maßnahme bedürfen, auf die Intensivtherapiestation. Ein Patient, der nur einer kontinuierlichen Überwachung bedarf, ist ausreichend auf einer Intermediate Care Unit versorgt" [DGAI 2011].

Allerdings zeigt sich in letzter Zeit in vielen Häusern, dass die Intermediate Care Unit nicht nur überwachen kann. Vielmehr werden bei geeigneter Ausstattung Patienten mit Mono-Organversagen ohne Beatmung erfolgreich versorgt. Mitunter geht man soweit, dass invasive und nicht-invasive Beatmung generell, kontinuierliche extrakorporale Verfahren, erweitertes Monitoring (z. B. Pulmonaliskatheter) und Infusion von mehr als zwei kreislaufstabilisierenden Substanzen der Intensivtherapiestation bedürfen [DGAI 2011].

Die Einstufung einer Intensivstation bzw. Intermediate Care Unit im Hinblick auf das DRG-System und die mögliche Anerkennung als Intensivstation sollte lokal definiert werden. Dabei sollte man sich an die Voraussetzungen für die Kodierung der intensivmedizinischen Komplexbehandlung (8-980 und 8-98f) des OPS-Katalogs halten. Wenn alle Voraussetzungen des Katalogs erfüllt sind, sind intensivmedizinische Fälle auf IMC-Stationen wie bei Intensivstationen über die entsprechenden Fallpauschalen abzurechnen, sofern auch die patientenseitigen Voraussetzungen erfüllt sind. Die notwendigen Voraussetzungen werden vom MD in einer Strukturprüfung überprüft und für einen bestimmten Zeitraum bescheinigt. Diese Überprüfung ist ab 2021 nach dem MDK-Reformgesetz vorgeschrieben, die Regeln dafür werden im Laufe des Jahres 2020 in der Selbstverwaltung definiert. Eine Strukturprüfung muss noch 2020 stattgefunden haben, damit das Krankenhaus ab 2021 weiter den Komplexkode abrechnen kann. Für Krankenhäuser entscheidend ist, dass die Vergütung der intensivmedizinischen Leistung ausschließlich über die Erfüllung der entsprechenden OPS-Kodes für die intensivmedizinische Komplexbehandlung definiert wird! Die o. g. Definitionen für ITS und IMC sind hier nicht maßgeblich. Immer wieder versuchen Kostenträger hierüber die Vergütung zu verweigern, z. B. mit dem Argument, eine IMC-Station dürfe den Kode nicht abrechnen. Gleichzeitig sollten Krankenhäuser ihren Versorgungsauftrag in der Intensivmedizin über den Landeskrankenhausplan absichern. Auch über diese Schiene des formal fehlenden Versorgungsauftrages (weil nicht explizit im Landeskrankenhausplan ausgewiesen) versuchen Krankenkassen eine Zahlungsverweigerung. Da die Ausweisung der Aufgaben und Abteilungen von Bundesland zu Bundesland sehr stark differiert, kann es hier zu Diskussionen kommen.

Die daraus resultierende Kodierung einer intensivmedizinischen Behandlung mittels der Kodes für eine Komplexbehandlung wird unter Kapitel 3.7.2 beschrieben. Es muss aber in diesem Rahmen darauf hingewiesen werden, dass das DIMDI in seiner FAQ-Sammlung eine IMC-Station in Verbindung mit dem OPS-Kode für den PKMS (9-20) einer Normalstation gleichsetzt [DIMDI FAQ

9004]. Daher sollten insbesondere IMC-Stationen vorab mit den Kostenträgern und dem MD hinsichtlich der Abrechnung von Intensivleistungen geklärt werden.

1.3 MD (Medizinischer Dienst)

Ab 2020 gibt es für die Überprüfung der stationären Abrechnung durch den MD (bisher MDK) zahlreiche Änderungen, die im MDK-Reformgesetz am 7. November 2019 vom Bundestag verabschiedet wurden. Der MD wird unabhängiger und damit neutraler, die Prüfung selbst durch eine max. Prüfquote gedeckelt, bei Rechnungskürzung müssen die Krankenhäuser zusätzlich eine Strafzahlung in Kauf nehmen. Diese und zahlreiche weitere Änderungen der bisherigen Prüfpraxis werden die Krankenhäuser zu großen Anpassungen zwingen. Dies wird auch die Intensivmedizin betreffen, welche durch die oft hohen Rechnungsbeträge v. a. von der Strafzahlung betroffen ist. Diese lässt sich zukünftig nur durch eine korrekte Primärabrechnung vermeiden, da nachträgliche Rechnungskorrekturen stark eingeschränkt werden.

Die Kodierung von intensivmedizinischen Fällen gerät zunehmend in das Visier der Krankenkassen und wird zum Gegenstand von Prüfungen durch den Medizinischen Dienst (MD). Dies wird sich wegen der hohen Erlösrelevanz der aufwendigen Intensivmedizin („Super-SAPS") noch verstärken. Begründet ist dies in der zum einen sehr hohen Bewertung der abgerechneten DRGs, zum anderen aber auch in der Tatsache, dass bereits geringe Korrekturen bzw. Änderungen in der Kodierung zu erheblichen Anpassungen – aus Sicht der Kassen Reduktionen – des Relativgewichtes führen.

Beispiel

So kann auf einer normalen Intensivstation schon eine Absenkung der Beatmungszeit auf unter 500 Stunden oder ein Rückgang der Intensivkomplexpunkte auf unter 2.208 zu einer Verringerung des DRG-Erlöses um etwa 16.000,- EUR (bei einem angenommenen Basisfallwert von 3.500,- EUR) führen, wenn statt der DRG A09A „nur noch" die DRG A11A angesteuert wird.

Es ist also von entscheidender Bedeutung, dass die Kodierung von intensivmedizinischen Fällen einer Fallprüfung in jeder Hinsicht standhält: sei dies im Hinblick auf die korrekte Anwendung der Deutschen Kodierrichtlinien (DKR), sei es aber auch im Hinblick auf eine vollständige und korrekte Dokumentation der Fälle. Die folgende Liste gibt einen Überblick über Bedeutung und Problematik der DRG-Parameter bezüglich einer MD-Prüfung.

1.3.1 Hauptdiagnose

In den letzten Jahren bekam die Hauptdiagnose wieder eine stärkere Bedeutung, da einzelne Intensiv-DRGs einen Split nur für die Hauptdiagnose aufweisen, bspw. bezüglich mit und ohne „komplexe Diagnose". Die Liste der Diagnosen, die eine „komplexe Diagnose" darstellen, ist sehr lang und kann hier nicht abschließend aufgelistet werden, besonders erwähnenswert sind aber folgende Diagnosen, die bei Erfüllen der Hauptdiagnosekriterien unbedingt als Hauptdiagnosen (mit vollständiger Dokumentation) kodiert werden sollten:

Sepsis, Meningitis, Tumore, Hirnblutungen, Immundefekte, Vergiftungen, akuter Myokardinfarkt, Lungenembolie, Kardiomyopathien, PAH, Myokarditis, u. a.

Dagegen triggern folgende Diagnosen nicht den Split einer „komplexen Diagnose": Pneumonie, Herzinsuffizienz, COPD, Asthma, ischämischer Schlaganfall, Symptome, u. a.

Im Kapitel 2 Diagnosen sind für besonders häufige intensivmedizinische Hauptdiagnosen die leitliniengetreuen Kriterien für eine korrekte Diagnosestellung erläutert.

1.3.2 Nebendiagnosen

Den Nebendiagnosen kommt eine geringere Bedeutung zu als in Fällen von Normalstationen, da die Schweregradstufen der intensivmedizinischen DRGs nur selten mittels PCCL-Wert getriggert werden, sondern mittels anderer Parameter wie z. B. der Beatmungszeit und/oder der Intensivkomplexpunkte. Allerdings kamen seit 2014 bei den Basis-DRGs A11 und A13 neue PCCL-getriggerte DRGs dazu. Mit der Erweiterung des PCCL-Systems im Jahr 2016 auf Werte über 4 („Schwerste CC") nimmt die Bedeutung der Nebendiagnosen in der Intensivmedizin weiter zu. Auf die korrekte Erfassung der Nebendiagnosen kommt es also auch bei Beatmungsfällen an. Hier soll nochmals ausdrücklich auf eine Einhaltung der DKR hingewiesen werden, auch wenn diese selten direkt erlösrelevant sind. Neben der Bedeutung im PCCL-System oder als Splitkriterien können Nebendiagnosen auch in Funktionen eine hohe Bedeutung für den Erlös haben, ohne dass sich dies auf den ersten Blick erkennen lässt. So entstehen komplizierende Konstellationen aus einer Kombination von Diagnosen und/oder Prozeduren und verursachen im Einzelfall einen deutlichen Erlössprung. Man sollte daher den Nebendiagnosen auch bei Intensivfällen die notwendige Beachtung schenken. Durch Schaffung von eigenen Funktionen „Komplizierende Konstellation" in einigen Basis-DRGs zu Beatmung ab 2019 hat dieser Punkt noch an Bedeutung gewonnen. So wurden auf Grundlage der seit 15 Jahren bestehenden globalen Funktionen „Komplizierende Konstellation" in 16 Basis-DRGs neue, nur dort gültige KK etabliert, auch in den Basis-DRGs A11 und A13. Damit wächst die Bedeutung bestimmter Nebendiagnosen über deren CCL-Wert hinaus für die Vergütung. Für 2020 betrafen die Änderungen v. a. die Neuberechnung der CCL-Werte von 600 Nebendiagnosen.

1.3.3 Beatmungszeit

Die Anzahl der angegebenen Beatmungsstunden hat eine direkte proportionale Beziehung zum DRG-Erlös. Da diese jedoch nicht linear, sondern in Sprüngen erfolgt, können, wie im Beispiel weiter oben gezeigt, bereits geringe Veränderungen in der Beatmungsdauer zu erheblichen Auswirkungen im Relativgewicht führen. Neben der Einhaltung der neuen Kodierrichtlinien zur Ermittlung der Beatmungsdauer sollte daher auch immer eine sorgfältige Dokumentation der Beatmungsstunden stattfinden, da ansonsten die kodierte Dauer bei einer Fallprüfung nicht aufrecht erhalten werden kann, was letztendlich zu Erlösverlusten führen wird. Wegen ihrer Bedeutung in der Kodierung, ist der Ermittlung der Beatmungsdauer ein eigenes Kapitel (3.1) im vorliegenden Buch gewidmet. 2014 konnte das InEK durch Kombination von Beatmungsdauer mit Intensivkomplexpunkten eine noch bessere Abbildung der Beatmungsfälle erreichen. Daher kann ein Fall auch bei etwas kürzerer Beatmungsdauer bei gleichzeitigem Vorhandensein hoher Intensivkomplexpunkte oder bei Vorhandensein komplizierender Konstellationen in eine höher bewertete DRG führen. Dies gilt für die Basis-DRGs A07 bis A13. Diese Abwertung der Beatmungszeit zugunsten der Verweildauer auf einer Intensivstation (widergespiegelt durch die Höhe der Intensivkomplexpunkte) wurde in den letzten Jahren fortgesetzt, u. a. durch die weitere Streichung reiner Beatmungs-DRGs wie z. B. A06C. Für 2019 und 2020 erfolgte im Wesentlichen ein „Feintuning" in A07 und A11 durch Absenkung bzw. Anhebung der TISS/SAPS-Punkte zum Erreichen eines bestimmten Splits. Ferner kam es zu mehreren Verschiebungen innerhalb der Beatmungs-DRGs, insbesondere auch durch die Abwertung von Nierenersatzverfahren als komplizierende Konstellationen.

1.3.4 „SAPS"-DRGs

Neben den Beatmungs-DRGs innerhalb der Prä-MDC haben auch sogenannte „SAPS"-DRGs für die Vergütung intensivmedizinischer Fälle zunehmend Bedeutung. In diesen DRGs werden im Wesentlichen aufwändige Fälle mit langer Verweildauer auf einer Intensivstation, aber ohne Beatmungsnotwendigkeit gebündelt. Die Definition dieser DRGs erfolgt über die TISS/SAPS-Punkte, daher auch der Name. Über Jahre wurden in 12 MDCs jeweils solche SAPS-DRGs geschaffen: 2019 wurde erstmal mit R36 eine

SAPS-DRG gestrichen und die Fälle umsortiert, im Wesentlichen in die entsprechende DRG A36 im Sinne einer Aufwertung, sodass noch folgende auch „36er-DRGs" (nach der häufigsten Nummer) genannte Fallpauschalen in 11 MDCs verbleiben:

ADRG	Beschreibung
A36	Intensivmedizinische Komplexbehandlung > 588 / 552 / 552 Aufwandspunkte [...]bei Versagen und Abstoßung eines Transplantates hämatopoetischer Zellen
B36	Intensivmedizinische Komplexbehandlung > 1176 / 1104 / 1104 Aufwandspunkte [...] bei Krankheiten und Störungen des Nervensystems
B45	Intensivmedizinische Komplexbehandlung > 392 / 368 / 828 Aufwandspunkte bei Krankheiten und Störungen des Nervensystems
E36	Intensivmedizinische Komplexbehandlung > 588 / 552 / 552 Aufwandspunkte [...]bei Krankheiten und Störungen der Atmungsorgane
F36	Intensivmedizinische Komplexbehandlung > 588 / 552 / 552 P., mit best. OR-Proz. [...] bei Krankheiten und Störungen des Kreislaufsystems
F43	Beatmung > 24 Stunden oder intensivmedizinische Komplexbehandlung > 392 / 368 / 552 Aufwandspunkte bei Krankheiten und Störungen des Kreislaufsystems
G36	Intensivmedizinische Komplexbehandlung > 392 / 552 / 1104 Aufwandspunkte [...]bei Krankheiten und Störungen der Verdauungsorgane
H36	Intensivmedizinische Komplexbehandlung > 588 / 552 / - Aufwandspunkte bei Krankheiten und Störungen an hepatobiliärem System und Pankreas
I26	Intensivmedizinische Komplexbehandlung > 588 / 552 / 552 Aufwandspunkte bei Krankheiten und Störungen an Muskel-Skelett-System [...]
L36	Intensivmedizinische Komplexbehandlung > 588 / 552 / 552 Aufwandspunkte bei Krankheiten und Störungen der Harnorgane

ADRG	Beschreibung
T36	Intensivmedizinische Komplexbehandlung > 588 / 552 / 552 Aufwandspunkte bei infektiösen und parasitären Krankheiten [...]
W36	Intensivmedizinische Komplexbehandlung > 784 / 828 / 828 Aufwandspunkte bei Polytrauma [...]
Y01	Operative Eingriffe bei schweren Verbrennungen oder Beatmung > 95 Stunden bei Verbrennungen oder intensivmedizinische Komplexbehandlung > 1176 / 1104 / 1104 Aufwandspunkte bei Verbrennungen

1.3.5 Komplexpauschalen

Seit der Erlösrelevanz der intensivmedizinischen Komplexbehandlung unterliegt diese ebenfalls einer vermehrten Kontrolle durch den MD, insbesondere in Einzelfällen ohne längere Beatmungszeiten wie z. B. auf einer IMC-Station. Hier ist die sorgfältige Dokumentation der täglich ermittelten Werte ungleich aufwändiger als bei der Beatmungszeit, da gleichzeitig mehrere Parameter in ihren Ausprägungen erfasst werden müssen. Lücken und gar Fehler in der Dokumentation und Umsetzung in den korrekten Scores schlagen sich hier unmittelbar mit Erlösminderungen nieder. Da seit 2014 eine Komplexbehandlung in Kombination mit der Beatmungsdauer Split relevant ist (siehe Abschnitt Beatmungszeit in diesem Kapitel), wird der Prüfdruck anhalten. Durch den Kode 8-98f für die aufwändige Intensivkomplexbehandlung wird seit 2015 ein höheres Entgelt als mit dem „normalen" Intensivkode ausgelöst, sodass sich Kliniken, deren Intensivstationen die geforderten Bedingungen erfüllen, darauf vorbereiten sollten. Die Anzahl der Basis-DRGs, die auch mittels Intensivpunkten gesplittet werden, nimmt jedes Jahr zu. So wurden allein für 2017 in weiteren 15 Basis-DRGs in 7 MDC SAPS als Splitkriterien eingeführt. Diese DRGs vergüten Fälle besser, deren Behandlungsfokus nicht die Intensivmedizin oder die Beatmung war, die aber einen kurzen Intensivaufenthalt (meist von wenigen Tagen) hatten. So führen TISS/SAPS-Punkte bei einer Stammzelltransplantation in einen höheren Splitt.

Der Pflegekomplexmaßnahmen-Score (PKMS) ist nicht Gegenstand dieses Buches, da dieser ausdrücklich nicht neben der Kodierung einer Intensivmedizinischen Komplexbehandlung am gleichen Tag stehen darf [DIMDI FAQ 9004]. Seine Bedeutung nimmt mit der Ausgliederung der Pflegepersonalkosten aus dem DRG-System für 2020 massiv ab.

1.3.6 Zusatzentgelte und NUBs

Da Zusatzentgelte (ZE) und neue Untersuchungs- und Behandlungsmethoden (NUB) direkt einen – entweder bereits vom InEK bundesweit kalkulierten oder krankenhaus-individuell zu vereinbarenden – zusätzlichen Erlös zur DRG triggern, ist eine Überprüfung durch den MD konsequent und auch statthaft. Einige ZE/NUB sind dabei bereits durch Vorhandensein ihres OPS-Kodes erlösrelevant, andere Zusatzentgelte – insbesondere bei den Medikamenten – verlangen eine Dosis-genaue Kodierung, zum Teil im Milligramm-Bereich. So genügt es nicht, die Gabe eines Medikaments in der Patientendokumentation zu vermerken, sondern es muss genau dokumentiert sein, wie viel Substanz in Milligramm tatsächlich dem Patienten verabreicht wurde. Ist zusätzlich eine spezielle Dokumentation gesetzlich vorgeschrieben, wie z. B. bei den Blutbegleitscheinen einer Erythrozytenkonzentratgabe, so muss diese ebenfalls einer späteren Fallprüfung zugänglich sein, da ansonsten nicht von der tatsächlichen Verabreichung der Blutprodukte ausgegangen werden kann.

1.4 Literatur

Müller, T.: DRG-Basiswissen für Ärzte und Kodierer. 2. Aufl. Oldenburg 2009.

DIVI – Deutsche interdisziplinäre Vereinigung für Intensiv- und Notfallmedizin: DIVI Jahrbuch 2011/2012. 6. Aufl. Berlin 2012. Aktuelle Empfehlung vom 07.03.2017 unter www.divi.de

DIVI – Deutsche interdisziplinäre Vereinigung für Intensiv- und Notfallmedizin: „Voraussetzungen für eine Zusatzvergütung intensivmedizinischer Komplexbehandlungen". Beschluss der DIVI (November 2003). In: Anästh. Intensivmed. 45/2004, S. 230–231.

DGAI und BDA (Hrsg.): „Entschließungen – Empfehlungen – Vereinbarungen". 5. Aufl. Ebelsbach 2011.

Evans, T. et al.: Pulmonary medicine and (adult) critical care medicine in Europe – ERS Statement. In: Eur Respir J. 19/2002, S. 1202–1206.

Nasraway, S. A. et al.: Guidelines on admission and discharge for adult intermediate care units – Society of Critical Care Medicine. In: Crit Care Med. 26/1998, S. 1626–1632.

QFR-RL: Richtlinie des Gemeinsamen Bundesausschusses über Maßnahmen zur Qualitätssicherung der Versorgung von Früh- und Reifgeborenen. gemäß § 137 ABS. 1 Nr. 2 SGB V in Verbindung mit § 95 Abs. 1 Satz 2 Nr. 13 SGB V in der jeweils aktuellen Fassung (www.g-ba.de)

PpUGV Pflegepersonaluntergrenzen-Verordnung „Verordnung zur Festlegung von Pflegepersonaluntergrenzen in pflegesensitiven Bereichen in Krankenhäusern" https://www.gesetze-im-internet.de/ppugv/PpUGV.pdf

2 Diagnosen

Nachfolgend sind die häufigsten Erkrankungen mit ihrer Kodierung aufgelistet. Durch ihre zunehmende Relevanz im Hinblick auf den Hauptdiagnose-Split innerhalb der Beatmungs-DRGs erklären die zitierten Leitlinien jeweils die Diagnosekriterien.

2.1 Infektionen

2.1.1 Allgemeine Bemerkungen

Bei Infektionen sollte immer versucht werden, Keim und Fokus genau zu kodieren, da in der Regel eine umso höhere Bewertung der DRG erfolgt, je genauer die Diagnosen angegeben werden.

Für einige wichtige und häufige Infektionen steht eine Ziffer zur Verfügung, die Ort und Ursache der Infektion zugleich beschreibt (z. B. *B37.1 Candidose der Lunge*). In aller Regel muss der Kodierende allerdings für die genaue Erfassung jeweils einen Kode für die Lokalisation (z. B. Pneumonie) und zusätzlich für den Keim eingeben ("Kreuz-Ausrufezeichen-Systematik"). Diese Zusatz-Diagnosen B95.-! bis B98.-!, in denen man die meisten Bakterien und Viren findet, dienen der ergänzenden Verschlüsselung der Erreger. Kodes für resistente Keime befinden sich im Kapitel U. Seit 2017 lassen sich 3- und 4-MRGN endlich direkt kodieren.

In den Kapiteln A und B des ICD-10 sind die Infektionskrankheiten nach Erregern zusammengefasst. Außerdem sind unter den Kapiteln der einzelnen Organsysteme Manifestationskodes gelistet (z. B. die Pneumonien unter Krankheiten des Atmungssystems).

Um den Rahmen dieses intensivmedizinisch orientierten Leitfadens nicht zu sprengen, werden hier nur wichtige Tipps und Kodes zur Verschlüsselung von Infektionen angegeben. Für detaillierte Informationen verweisen wir auf andere Werke.

Die gängigen Prozedurenkodes im Rahmen der Infektdiagnostik befinden sich im Kapitel 3 Prozeduren.

2.1.2 Definition und Formen von Fieber

Definition von Fieber

Fieber ist nach Definition eine Körperkerntemperatur von ≥ 38,3 °C (O'Grady et al. 2008), dabei mindestens eine Stunde anhaltend oder zweimal innerhalb von 12 h gemessen. Achtung, die Messmethode weicht von der bisherigen Empfehlung der Deutschen Sepsisgesellschaft ab, die eine Messung rektal oder invasiv zur Erfüllung der SIRS-Kriterien vorgibt. Allerdings sind die SIRS-Kriterien für die Sepsis seit 2017 nicht mehr relevant.

Im Zusammenhang mit der Beurteilung von Fieber müssen dabei mögliche nichtinfektiöse Gründe (z. B. eine Transfusionsreaktion, Medikamentenfieber usw.) berücksichtigt werden.

Für das Symptom Fieber gibt es folgende Kodes:

R50.2	Medikamenten induziertes Fieber [Drug fever]
R50.80	Fieber unbekannter Ursache
R50.88	Sonstiges näher bezeichnetes Fieber
	Anhaltendes Fieber, Fieber mit Schüttelfrost
R50.9	Fieber, nicht näher bezeichnet

Formen von Fieber

Bei der Kodierung von Fieber gilt es, mehrere Situationen zu beachten:

Fieber als Symptom: Das Fieber ist zwar ein Symptom einer Erkrankung, wird aber gemäß DKR D003I eigens kodiert, sofern es die Nebendiagnose-Kriterien erfüllt. Ohne Aufwand wird Fieber nicht kodiert, da es als Symptom in der verursachenden Erkrankung enthalten ist.

Fieber bei bekannter Infektionskrankheit: Das Fieber wird als Symptom einer Erkrankung gemäß DKR D003I nur dann kodiert, wenn es die Nebendiagnose-Kriterien erfüllt.

Unklares Fieber, keine Behandlung einer Verdachtsdiagnose: Das Fieber wird als Symptom kodiert, da es diagnostischen Aufwand verursacht. War das Fieber der Grund der stationären Abklärung, ist der Kode als HD zu verwenden.

Beispiel

Eine Patientin wird wegen seit Monaten bestehender unklarer Fieberschübe mit Schüttelfrost stationär eingewiesen, es kann trotz umfangreicher Diagnostik keine Fieberursache gefunden werden:

HD: R50.80 Fieber unbekannter Ursache
ND: [falls vorhanden]

Unklares Fieber, Behandlung einer Verdachtsdiagnose: Wird trotz Diagnostik keine definitive Ursache für das Fieber gefunden, aber eine Verdachtsdiagnose adäquat behandelt, so ist diese Verdachtsdiagnose zu kodieren, das Fieber wird als Symptom zusätzlich verschlüsselt, sofern es die Nebendiagnose-Kriterien erfüllt. Der Behandlungserfolg ist irrelevant.

Beispiel

Ein Patient wird wegen Fiebers stationär aufgenommen. In der Diagnostik findet sich kein wegweisender Befund, aufgrund der Gesamtbeurteilung wird ein bakterieller Infekt vermutet und antibiotisch behandelt:

HD: A49.9 Bakterielle Infektion nicht näher bezeichneter Lokalisation
ND: [falls vorhanden]

2.1.3 Fieber in der Aplasie

Dieser Fall ist der häufigste bei hämatologisch-onkologischen Patienten. Da Fieber in der Aplasie nach den gültigen Leitlinien immer therapiert wird, wird der Symptom-Kode für Fieber nicht eingesetzt.

Hier gilt es, vier Situationen zu unterscheiden:

- Nachweis von Keim und Fokus
- Nachweis von Keim, kein Fokus (positive Blutkultur bei Fieber)
- Nachweis eines Fokus, kein Keim
- Weder Keim noch Fokus werden gefunden

Nachweis von Keim und Fokus

A00-B89 Infektionskrankheit
B95-B98 Erreger, falls nicht schon im Kode der Erkrankung erfasst

und/oder

U80-U85 Erreger mit Resistenzen, falls vorhanden
D70.- Kode für die Aplasie/Neutropenie (siehe Definitionen)

Nachweis von Keim, kein Fokus [DKR 0103s]

A49.-   Bakterielle Infektion, nicht näher bezeichneter Lokalisation

oder

sonstige Infektionskodes mit der Bezeichnung: [Erreger]-Infektion, nicht näher bezeichnet (er Lokalisation)
B95-B98 Erreger, falls nicht schon im Infektionskode erfasst (nicht bei A49!)

und/oder

U80-U85 Erreger mit Resistenzen, falls vorhanden (nicht bei A49!)

D70.- Kode für die Aplasie/Neutropenie (siehe Definitionen)

Einzige Ausnahme: bei Nachweis von Meningokokken wird sofort der Sepsis-Kode

A39.4   Meningokokkensepsis, nicht näher bezeichnet

verwendet.

Kode	Bezeichnung
A49.-	Bakterielle Infektion nicht näher bez. Lokalisation
A49.0	Staphylokokkeninfektion, nicht näher bez. Lokalisation
A49.1	Streptokokken- und Enterokokkeninfektion, nicht näher bez. Lokalisation
A49.2	Infektion durch Haemophilus influenzae, nicht näher bez. Lokalisation
A49.3	Mykoplasmeninfektion, nicht näher bez. Lokalisation
A49.8	Sonstige bakterielle Infektion, nicht näher bez. Lokalisation
A49.9	Bakterielle Infektion, nicht näher bez.
Weitere nicht näher bezeichnete Infektionskodes	
A02.9	Salmonelleninfektion, nicht näher bez.
A04.9	Bakterielle Darminfektion, nicht näher bez.
A31.9	Infektion durch Mykobakterien, nicht näher bez.
A39.9	Meningokokkeninfektion, nicht näher bez.
A74.9	Chlamydieninfektion, nicht näher bez.

Nachweis von Fokus, kein Keim
Wird eine Infektion in der Aplasie diagnostiziert und/oder behandelt, es gelingt aber kein Keimnachweis, dann wird die entsprechende Infektion kodiert. Teils existieren spezifische Kodes, teils muss man sich mit Kodes „nicht näher bezeichnet" behelfen.

Beispiel

Ein Patient entwickelt klinisch und radiologisch eine Lobärpneumonie in der Aplasie, ein Keim lässt sich weder in der BAL noch in der Blutkultur anzüchten:

J18.1 *Lobärpneumonie, nicht näher bezeichnet*
D70.-: *Kode für die Aplasie/Neutropenie (siehe Definitionen)*

Kein Nachweis von Keim und Fokus

Für die nicht seltene Kombination, dass man bei einem fiebernden Patienten in der Aplasie weder einen Keim noch einen Fokus finden kann, muss man sich behelfen mit:

B99 *Sonstige und nicht näher bezeichnete Infektionskrankheiten*
D70.- Kode für die Aplasie/Neutropenie (siehe Definitionen)

Alternativ kann auch der Kode

A49.9 *Bakterielle Infektion, nicht näher bezeichnet*

verwendet werden, insbesondere, wenn es zu keiner Eskalation der antiinfektiven Therapie in Richtung Antimykotika kommt.

2.1.4 Sepsis

Definition der Sepsis – Neufassung 2016

Hinw.: WICHTIGE VORBEMERKUNG Zum Zeitpunkt der Drucklegung dieses Buches herrschte noch einige Verwirrung, ob durch die redaktionellen Änderungen des Kodes R65 (SIRS) auch die Definition der Sepsis aus Abrechnungssicht geändert wurde.

Nach Meinung des Autors handelt es sich bei den Anpassungen des ICD-10-Kodes lediglich um redaktionelle Änderungen im Sinne einer Anpassung der SIRS-Definition an die seit 2017 gültige Definition der WHO. Dafür spricht, dass SIRS weiterhin CCL-Relevanz hat und wie 2019 als Splitkriterium dient, in den Definitionshandbüchern für 2020 also keine Änderung erfahren hat. Leider haben einige Fachgesellschaften diese Änderungen zum Anlass genommen, um die SIRS-Kriterien nun durch die SOFA-Kriterien zu ersetzen, ohne jedoch die ökonomischen Auswirkungen eines solchen ungeregelten Wechsels für die Krankenhäuser zu bedenken. Auf der Homepage der Deutschen Sepsisgesellschaft befindet sich die SIRS-Definition in Überarbeitung. Leider brachte eine Nachfrage der DGHO beim DIMDI auch keine Klärung. Die Antwort des DIMDI lautet: „Mit der ICD-10-GM 2020 wurde eine Entkoppelung der Konzepte ‚SIRS' und ‚Sepsis' vorgenommen und die Schlüsselnummer R65-! Systemisches inflammatorisches Response-Syndrom [SIRS] an die WHO-Fassung weitgehend angeglichen. Die Grundlage der Sepsis-Kodierung bildet die Definition der Sepsis nach Sepsis-3 Konferenz. https://jamanetwork.com/journals/jama/fullarticle/2492881. Für die Diagnose eines SIRS gelten die aktuellen medizinischen Kriterien, welche nicht durch die Klassifikation vorgegeben werden." Dies hieße tatsächlich einen ungeordneten Wechsel in der Vergütung der Sepsis von den SIRS- zu den SOFA-Kriterien. Der Sachverhalt muss zwischen den Selbstverwaltungspartnern kurzfristig geklärt werden und wurde der DKG bereits vorgelegt. Bis dahin ist empfehlenswert, in der klinischen Dokumentation sowohl die SIRS- als auch die neue Sepsis-Definition zu erfassen und bei der Kodierung vorerst die (in der Regel besser vergüteten) Kodes aus R65 nach der bisherigen Definition weiter zu verwenden.

Im März 2016 wurde von einer internationalen Task Force im Auftrag der beiden führenden Fachgesellschaften Society of Care Medicine und European Society of Intensive Care Medicine die Definition von Sepsis überarbeitet. Im Zentrum steht jetzt der SOFA-Score, der das Organversagen in den Mittelpunkt rückt. Die SIRS-Kriterien zu der systematischen Entzündungsreaktion des Körpers wurden gestrichen.

Die erste internationale Sepsis-Definition mit den SIRS-Kriterien (s. u.) wurde 1912 veröffentlicht. Sie basiert auf dem gleichzeitigen Vorliegen einer vermuteten oder bestätigten Infektion und zumindest zwei von vier Kriterien für ein „Systemic Inflammatory Response Syndrome" (SIRS). Die Kriterien waren zwar sehr sensitiv, aber nicht sehr spezifisch, weshalb die Definition 2001 um klinische Symptome und Laborparameter ergänzt wurde.

Die alte Definition unterschied zwischen schwerer Sepsis (bei Vorliegen von Organversagen) und einem septischen Schock (beim Abfall des Blutdrucks). Neue Erkenntnisse zur Pathophysiologie machten aus Sicht der beiden Fachgesellschaften eine neue Definition erforderlich, die als „Sepsis 3" bezeichnet wird.

Die Sepsis wird jetzt als „lebensbedrohliche Organdysfunktion aufgrund einer fehlregulierten Körperantwort auf eine Infektion" definiert. Die wichtigste prinzipielle Veränderung ist der Verzicht auf die SIRS-Kriterien. Die SIRS-Kriterien sind laut Task Force zu unspezifisch und von geringem klinischem Nutzen. Die SIRS-Kriterien seien auch bei einfachen nicht-komplizierten Infektionen erfüllt, fehlten andererseits bei bis zu 15 % schwerer Sepsisverläufe.

Sofa Score

Zukünftig werden in einem Score-System namens Sequential Organ Failure Assessment (SOFA) jeweils bis zu 4 Punkte für die Funktionseinschränkung der folgenden Organsysteme vergeben:

1. Atmung (Horovitz-Quotient, PaO2/FiO2)
2. Gerinnung (Thrombozytenzahl)
3. Leber (Bilirubinwert)
4. Herzkreislauf (Blutdruck bzw. Katecholaminbedarf)
5. Gehirn (Glasgow Coma Scale)
6. Niere (Kreatininwert bzw. Urinmenge)

Organ	Parameter	Einheit	Punkte			
			1	2	3	4
Lunge	PaO2 / FiO2	mmHg	< 400	< 300	< 200 mit Beatmung	< 100 mit Beatmung
Niere	Kreatinin oder Ausfuhrmenge	mg/dL ml/Tag	1,2-1,9 -	2,0-3,4 -	3,5-4,9 < 500	≥ 5,0 < 200
Leber	Bilirubin	mg/dL	1,2-1,9	2,0-5,9	6,0-11,9	≥ 12,0
Herz / Kreislauf	Blutdruck und Katecholamine	mmHg	MAP < 70	Katechol. niedrig *	Katechol. mittel *	Katechol. hoch *
Blut	Thrombozyten	1000/mm³	< 150	< 100	< 50	< 20
ZNS	Glasgow Coma Scale	Punkte	14-13	12-10	9-6	< 6

* Katecholamindosis
niedrig = Dopamin ≤5 oder Dobutamin (jede Dosis) für mind. 1 Stunde
mittel = Dopamin > 5 oder Adrenalin / Noradrenalin ≤0,1 mg/kg*min
hoch = Dopamin > 15 oder Adrenalin / Noradrenalin >0,1 mg/kg*min

Zusätzlich wurde ein vereinfachter quick SOFA (qSOFA) mit nur drei Kriterien eingeführt, der helfen soll, auch ohne Labortest die Patienten zu identifizieren, die eine besonders hohe Sterblichkeit im Rahmen einer Sepsis aufweisen. Dabei werden die drei folgenden Kriterien herangezogen:

1. Atemfrequenz ≥ 22/min
2. eingeschränktes Bewusstsein
3. systolischer Blutdruck ≤ 100 mm Hg

Wenn mindestens 2 der Kriterien bei einer Infektion zutreffen, leidet der Patient unter einer Sepsis mit einer um das Dreifache erhöhten Sterblichkeit. Bei Vorliegen von 3 Kriterien erhöht sich die Sterblichkeit um das 14-fache.

Künftig wird es keine einfache Sepsis ohne Organversagen mehr geben. Das Krankheitsbild wird in Zukunft immer über ein Organversagen definiert. Ein septischer Schock liegt dann vor, wenn trotz ausreichender Flüssigkeitszufuhr zusätzlich zur Aufrechterhaltung eines Blutdrucks von 65 mm/Hg Vasopressoren eingesetzt werden müssen sowie das Serumlaktat auf über 2 mmol/l ansteigt.

Bisher hatte die Selbstverwaltung auf diese neue Definition noch nicht reagiert. Der Umbau des DRG-Systems in Richtung der neuen Sepsiskriterien ist aufwändig, die Folgen in Form von Verschiebungen von Bewertungsrelationen nicht vollständig vorherzusehen. Leider hat die Anpassung des SIRS-Kodes R65 an die neue WHO-Definition für 2020 (eigentlich als rein redaktionelle Anpassung gedacht) zu einer Diskussion um den Umstieg bei der Sepsisdefinition auch in der DRG-Vergütung von SIRS zu SOFA geführt. Siehe dazu meine Vorbemerkung an Anfang des Sepsis-Kapitels. Es ist noch unklar, ob der MD bei der Kodierprüfung weiterhin die SIRS-Kriterien heranziehen wird oder die neue WHO-Definition verwendet. Empfehlenswert ist daher eine parallele Dokumentation der neuen Sepsis-Kriterien nach Sepsis-3 und eine Kodierung nach bisherigem System mit SIRS und Verwendung des Kodes aus R65.

Bisherige Sepsisdefinition mittels SIRS

Es gelten die SIRS-Kriterien [DKR 0103s], nach denen Sepsis nur eine Untergruppe des SIRS mit der auslösenden Noxe Mikroorganismus ist (Dellinger et al. 2008). Dabei genügt der Verdacht auf eine Infektion. Es ist weder ein Erregernachweis (mikrobiologisch dokumentierte Infektion) noch ein Infektionsherd (klinisch dokumentierte Infektion) notwendig. Die ICD-10-Kodes für SIRS wurden 2020 an die WHO-Definition angepasst, aber nicht gestrichen. Auch die Erfordernis der Kodierung von R65 ist in der DKR 1003 weiter vorgegeben.

Bisherige SIRS-Kriterien (Definition der ACCP/SCCM, Quelle Homepage der Dt. Sepsis-Gesellschaft, aktuell in Überarbeitung):

- Körpertemperatur ≥ 38 °C oder < 36 °C (invasive oder rektale Messung!)
- Herzfrequenz ≥ 90/min
- Atemfrequenz ≥ 20/min oder pCO_2 ≤ 33 mmHg (4,3 kPa) und/oder maschinelle Beatmung
- Leukozyten ≥ 12/nl oder ≤ 4/nl oder ≥ 10 % unreife Neutrophile

Der ICD-Kode SIRS kann nur bei Patienten ab dem vollendeten 16. Lebensjahr verschlüsselt werden, wenn

- bei SIRS infektiöser Genese ohne Organkomplikationen (R65.0!) mindestens 2 Blutkulturpärchen abgenommen wurden
  und
  bei positiver Blutkultur mindestens 2 SIRS-Kriterien erfüllt sind
  oder
  bei negativer Blutkultur alle 4 SIRS-Kriterien erfüllt sind.
- bei allen anderen SIRS-Kodes (R65.1! bis R65.9!) mindestens 2 der 4 SIRS-Kriterien erfüllt sind.

Eine Sepsis wird kodiert, wenn zusätzlich zu den Kriterien für SIRS [MDK 200, 223, 250] der Nachweis oder Verdacht auf eine Infektion besteht:

Sepsis	= SIRS + Infektion (auch Verdacht!)
„Schwere" Sepsis	= Sepsis + Organdysfunktion oder Minderdurchblutung oder Blutdruckabfall < 90 mmHg systolisch
Septischer Schock	= Schwere Sepsis + Blutdruckabfall trotz adäquater Volumen-Substitution + Oligurie oder akute Bewusstseinsstörung oder Laktatazidose (siehe auch Kap. 2.2.5)

Die DVI und die Deutsche Sepsisgesellschaft haben auch die Organkomplikationen bei „schwerer" Sepsis definiert. Eine schwere Sepsis per Definition ist an eine dieser lebensbedrohlichen Organdysfunktionen gekoppelt. Dazu gehören

- **Akute Encephalopathie:** eingeschränkte Vigilanz, Desorientiertheit, Unruhe, Delirium
- **Hypotension, Schock:** systolischer Blutdruck 90 mmHg oder weniger oder mittlerer arterieller Druck 70 mmHg oder weniger für mindestens 1 Stunde trotz adäquater Volumenzufuhr; andere Schockursachen ausgeschlossen oder für wenigstens 2 Stunden systolischer arterieller Blutdruck bei mind. 90 mmHg bzw. mittlerer arterieller Blutdruck 70 mmHg oder weniger oder notwendiger Einsatz von Vasopressoren um den systolischen arteriellen Blutdruck mind. 90 mmHg oder den arteriellen Mitteldruck mind. 70 mmHg zu halten. Die Hypotonie besteht trotz adäquater Volumenzufuhr und ist nicht durch eine andere Schockform zu erklären.
- Relative oder absolute **Thrombozytopenie:** Abfall der Thrombozyten um mehr als 30 % innerhalb von 24 Stunden oder Thrombozytenzahl 100 000/mm^3 oder weniger. Eine Thrombozytopenie durch akute Blutung muss ausgeschlossen sein.
- **Arterielle Hpoxämie:** PaO_2 10 kPa oder weniger (75 mmHg oder weniger) unter Raumluft oder ein PaO_2/FiO_2-Verhältnis von 33 kPa oder weniger (250 mmHg oder weniger) unter

Sauerstoffapplikation. Eine manifeste Herz- oder Lungenerkrankung muss als Ursache der Hypoxämie ausgeschlossen sein.
- **Renale Dysfunktion:** Diurese von 0,5 ml/kg/h oder weniger für wenigstens 2 Stunden trotz ausreichender Volumensubstitution und / oder ein Anstieg des Serumkreatinins auf mehr als 2 × oberhalb des lokal üblichen Referenzbereiches.
- **Metabolische Azidose:** Base Excess -5 mmol/l oder weniger oder eine Laktatkonzentration über 1,5 × oberhalb des lokal üblichen Referenzbereiches.

Hinw.: Im Alltag bereitet die Abgrenzung der Sepsis von der banalen Bakteriämie mit Fieber anhand der SIRS-Kriterien mitunter Probleme. Es empfiehlt sich, neben den formalen Kriterien auch das klinische Gesamtbild in die Beurteilung mit einzubeziehen. Eine Sepsis erfordert neben den formalen SIRS-Kriterien zusätzlich eine klinische Verschlechterung mit Organdysfunktion. Bei intensivpflichtigen Patienten sind das klinische Bild und die formalen Kriterien in der Regel erfüllt. Daher wurden die SIRS-Kriterien 2016 durch die SOFA-Kriterien ersetzt. (Details siehe am Anfang dieses Kapitels). Der Begriff der schweren Sepsis wurde 2017 abgeschafft und ab 2020 auch aus dem ICD-10-Katalog gestrichen. Sepsis ist die Kombination aus SIRS und einer Infektion. Zur Diskussion über den Umstieg von SIRS zu SOFA siehe am Anfang des Kapitels.

Kodierung der Sepsis
Ist eine Sepsis diagnostiziert worden, müssen folgende Kodes eingegeben werden:
- Kode für Sepsis (siehe Liste unten)
- Kode für SIRS (siehe Liste unten)
- Kode für Infektionen
- Kode für Erreger und/oder Resistenz des Erregers, falls vorhanden
- Kode für Organkomplikationen, falls vorhanden

- Kode für Neutropenie, falls vorhanden (immer **nach** dem Sepsis-Kode!) [DKR 0103f, MDK 200, MDK 223, FoKA A/B-002]
- evt. zusätzlicher Kode für septischen Schock (R57.2)

Folgende Sepsiskodes stehen zur Verfügung (Auswahl):

Kode	Bezeichnung
A02.1	Salmonellensepsis
A32.7	Listeriensepsis
A39.2	Akute Meningokokkensepsis
A39.3	Chronische Meningokokkensepsis
A40.0	Sepsis durch Streptokokken Gruppe A
A40.1	Sepsis durch Streptokokken Gruppe B
A40.2	Sepsis durch Streptokokken Gruppe D und Enterokokken
A40.3	Sepsis durch Streptococcus pneumoniae (Pneumokokken)
A40.8	Sepsis durch sonstige Streptokokken
A41.0	Sepsis durch Staphylococcus aureus
A41.1	Sepsis durch sonstige näher bez. Staphylokokken
A41.2	Sepsis durch nicht näher bez. Staphylokokken
A41.3	Sepsis durch Haemophilus influenzae
A41.4	Sepsis durch Anaerobier
A41.51	Sepsis durch Escherichia coli
A41.52	Sepsis durch Pseudomonas
A41.58	Sepsis durch sonstige gramnegative Erreger
A41.8	Sonstige näher bez. Sepsis
A41.9	Sepsis, nicht näher bez., Sepsis bei unbekanntem Erreger
R57.2	Septischer Schock
B00.7	Sepsis durch Herpesviren

Kode	Bezeichnung
B37.7	Candida-Sepsis
B44.7	Disseminierte Aspergillose, generalisierte Aspergillose, Aspergillus-Sepsis
T80.2	Sepsis nach Infusion, Transfusion oder Injektion zu therapeutischen Zwecken
T81.4	Sepsis nach medizinischen Maßnahmen
T88.0	Sepsis nach Impfung

Gegebenenfalls ist ein weiterer Kode für den Erreger einzugeben. Sepsis bei Schwangerschaft, Geburt und Neugeborenen hat eigene Kodes.

SIRS-Kodes (zusätzlich zur und **nach** der Sepsis kodieren und mit dieser verbinden)

Kode	Bezeichnung
R65.0!	SIRS infektiöser Genese ohne Organkomplikationen
R65.1!	SIRS infektiöser Genese mit Organkomplikationen
R65.2!	SIRS nichtinfektiöser Genese ohne Organkomplikationen
R65.3!	SIRS nichtinfektiöser Genese mit Organkomplikationen
R65.9!	SIRS nicht näher bez.

Die Diagnose **Sepsis** hat nicht nur einen hohen CCL-Wert, sondern führt als Nebendiagnose in einigen Basis-DRGs (R61, R63, T01, Y02) meist in eine höher bewertete DRG. Als Hauptdiagnose triggert Sepsis in die Basis-DRG T60. Daher sollten die Kodes für Sepsis streng nach gültiger Definition und bei entsprechender Therapie, mindestens auf einer IMC-Station, verwendet werden. Seit 2011 führt eine unspezifische Sepsis mit R65.0, also ohne Organkomplikationen, in eine DRG ohne Sepsis. Dagegen werden schwere Sepsisformen weiterhin in Fallpauschalen mit Sepsis und höherem Erlös münden und unterliegen daher einem verstärkten Prüfungsdruck. Insbesondere in hämatologischen DRGs wurden Sepsis-Kodes in den letzten Jahren wiederholt als

Splitkriterien abgewertet. Ab 2020 hat der unspezifische SIRS-Kode R65.9 keine CCL-Bedeutung mehr.

Für die **schwere Sepsis** gibt es keinen eigenen Kode und keine Definition, die Fallschwere wird zusätzlich über Eingabe der lebensbedrohlichen Organdysfunktionen erfasst und definiert die Sepsis nach neuer Definition per se. Als SIRS-Kode wird R65.1! verwendet, was die Organkomplikationen widerspiegelt.

Kodierung:

> [Sepsis-Kode] (siehe Tabelle oben)
> *R65.1! SIRS infektiöser Genese mit Organkomplikationen*
> [weitere Kodes für Infektionen, Erreger, Resistenzlage, Organkomplikationen]

Für den **septischen Schock** gibt es einen spezifischen Kode. Hier erfolgt die Kodierung zusätzlich zur schweren Sepsis über

R57.2 Septischer Schock

und ggf. weitere Diagnosen für Infektionen, Erreger, Resistenzen, Komplikationen und Prozeduren, z. B. Nierenversagen, Dialyse, Beatmung usw.

Es besteht definitionsgemäß eine **volumenrefraktäre Hypotonie** oder es sind **Katecholamine** zur Aufrechterhaltung des Kreislaufs notwendig. Die Definition der Hypotonie nach der Arbeitsgruppe Sepsis der European Society of Intensive Care Medicine lautet: Systolischer Blutdruck < 90 mmHg oder mittlerer arterieller Blutdruck < 70 mmHg für mind. 2 Stunden bzw. Einsatz von Vasopressoren (Dopamin > 5 µg/kg/min bzw. Noradrenalin, Adrenalin, Phenylephrin oder Vasopressin in jeder Dosierung) erforderlich, um den systolischen Blutdruck > 90 mmHg oder den arteriellen Mitteldruck > 70 mmHg zu halten.

Hinw.: Nach der neuen Definition von 2016 liegt ein septischer Schock dann vor, wenn trotz ausreichender Flüssigkeitszufuhr zusätzlich zur Aufrechterhaltung eines Blutdrucks von 65 mm/HG Vasopressoren eingesetzt werden müssen sowie das Serumlaktat auf über 2 mmol/l ansteigt.

Beispiel

Bronchopneumonie ohne septisches Kreislaufversagen, erfüllt aber die SIRS-Kriterien:

J18.0 Bronchopneumonie, nicht näher bezeichnet
A41.8+ Sonstige näher bezeichnete Sepsis
R65.0! SIRS infektiöser Genese ohne Organkomplikationen

Bronchopneumonie mit septischer Kreislaufreaktion, ohne Schock oder Organversagen, ausgelöst durch unbekannten Erreger:

J18.0 Bronchopneumonie, nicht näher bezeichnet
A41.9+ Sepsis, nicht näher bezeichnet mit
R65.0! SIRS infektiöser Genese ohne Organkomplikationen

Die septische Kreislaufreaktion ist im Kode A41.9 bereits enthalten (siehe Kommentare zu R57.2) und wird nicht kodiert.

Pneumonie mit septischer Kreislaufreaktion, mit Schock (katecholaminpflichtig), ausgelöst durch Pseudomonas:

J15.1 Pneumonie durch Pseudomonas
A41.52+ Sepsis durch Pseudomonas
R65.1! SIRS infektiöser Genese mit Organkomplikationen
R57.2 Septischer Schock

(zusätzlich ggf. OPS Kodes für Intensivtherapie).

2.1.5 Sepsis als Hauptdiagnose

Immer wieder gibt es Diskussionen über die Verwendung der Sepsis als Hauptdiagnose, da in den meisten Fällen ein Patient nicht mit einer manifesten Sepsis aufgenommen wird, sondern sich diese oft während des Aufenthaltes erst entwickelt. Daher hier eine einfache Regel zur Klärung, ob der Sepsiskode die Hauptdiagnose darstellt:

Sepsis ist die Hauptdiagnose, wenn der Patient

a) mit einer Sepsis nach Abrechnungsdefinition aufgenommen wird und diese als HD den höchsten Ressourcenverbrauch darstellt.
b) der Patient mit einer Infektion aufgenommen wird, aus der sich <u>kontinuierlich</u> das Vollbild der Sepsis entwickelt.

Dagegen ist Sepsis nicht die Hauptdiagnose, wenn der Patient bei Aufnahme weder Sepsis- noch Infektionszeichen hatte, sondern sich diese erst im Laufe des Aufenthaltes entwickelt haben. Dann ist die entsprechende Diagnose, die die Veranlassung für die stationäre Behandlung darstellte, die HD, auch wenn diese ggf. einen geringeren Ressourcenverbrauch als die Sepsis hatte.

2.1.6 Bakterielle und virale Infektionen (außer Atemwege)

Aufgrund der Vielzahl an Kodes für bakterielle Infektionen sollen hier nur einige häufige Kodes, die intensivmedizinisch relevant sind, aufgelistet werden. Angaben zu Pneumonien folgen im Kapitel 2.1.6.

Auch hier gilt: Immer Keim und Fokus kodieren!

Kode	Bezeichnung
Magen-Darminfektionen	
A02.0	Salmonellenenteritis
A04.0	Darminfektion durch enteropathogene E. coli
A04.1	Darminfektion durch enterotoxinbildende E. coli
A04.2	Darminfektion durch enteroinvasive E. coli
A04.3	Darminfektion durch enterohaemorrhagische E. coli (EHEC)
A04.4	Sonstige Darminfektion durch E. coli
A04.5	Enteritis durch Campylobacter

Kode	Bezeichnung
A04.6	Enteritis durch Yersinia enterocolitica
A04.7-	Enterokolitis oder Lebensmittelvergiftung durch Clostridium difficile, Pseudomembranöse Kolitis
A04.70	Enterokolitis durch Clostridium difficile ohne Megakolon, ohne sonstige Organkomplikationen
A04.71	Enterokolitis durch Clostridium difficile ohne Megakolon, mit sonstigen Organkomplikationen
A04.72	Enterokolitis durch Clostridium difficile mit Megakolon, ohne sonstige Organkomplikationen
A04.73	Enterokolitis durch Clostridium difficile mit Megakolon, mit sonstigen Organkomplikationen
A04.79	Enterokolitis durch Clostridium difficile, nicht näher bezeichnet
A04.8	Sonstige näher bezeichnete bakterielle Darminfektionen
A06.0	Akute Amöbenruhr
A07.1	Giardiasis (Lambliasis)
A08.0	Enteritis durch Rotaviren
A08.1	Enteritis durch Norwalkviren
A08.2	Enteritis durch Adenoviren
A08.2	Enteritis durch sonstige Viren
A08.5	Sonstige näher bez. Darminfektion
A09.0	Sonstige und nicht näher bezeichnete Gastroenteritis und Kolitis infektiösen Ursprungs
A09.9	Sonstige und nicht näher bezeichnete Gastroenteritis und Kolitis nicht näher bezeichneten Ursprungs, neonatale Diarrhoe o.n.A.
K65.0	Akute Peritonitis (plus Erregerkode aus B95–B97)
K35.0	Akute Appendizitis mit diffuser Peritonitis (plus Erregerkode aus B95–B97)
K35.1	Akute Appendizitis mit Peritonealabszess (plus Erregerkode aus B95–B97)

Kode	Bezeichnung
Hepatitis Nur akute Verlaufsformen, für chronische Hepatitis, Folgezustände und Keimträger gibt es eigene Kodes	
B00.8	Hepatitis durch Herpesviren (HSV) (mit K77.0*)
B25.1	Hepatitis durch CMV (mit K77.0*)
B15.0	Akute Virushepatitis A mit Coma hepaticum
B15.9	Akute Virushepatitis A ohne Coma hepaticum
B16.0	Akute Virushepatitis B mit Deltavirus mit Coma hepaticum
B16.1	Akute Virushepatitis B mit Deltavirus ohne Coma hepaticum
B16.2	Akute Virushepatitis B ohne Deltavirus mit Coma hepaticum
B16.9	Akute Virushepatitis B ohne Deltavirus ohne Coma hepaticum
B17.1	Akute Virushepatitis C
B17.2	Akute Virushepatitis E
B58.1	Hepatitis durch Toxoplasmen (mit K77.0*)
Urogenitale Infektionen	
N30.0	Akute Zystitis (plus Keim aus B95–B97)
T83.5	Harnwegsinfekt durch Dauerkatheter (plus Keim aus B95–B97)
N10	Akute tubulointerstitielle Nephritis (plus Keim aus B95–B97)
N20.9	Pyelonephritis bei Harnsteinen (plus Keim aus B95–B97)
N15.10	Nierenabszess
N15.11	Perinephritischer Abszess
N30.0	Akute Zystitis (plus Keim aus B95–B97)
N34.0	Harnröhrenabszess (plus Keim aus B95–B97)
Haut- und Weichteilinfekte (ohne Pilze, siehe dort) **Wundinfekte** (alle plus Erreger aus B95–B97)	
L00.0	SSS-Syndrom bis 30 % KOF
L00.1	SSS-Syndrom 30 % KOF oder mehr

Kode	Bezeichnung
L02.0	Hautabszess Gesichtshaut
L02.1	Hautabszess Hals
L02.2	Hautabszess Rumpf
L02.3	Hautabszess Gesäß
L02.4	Hautabszess Extremitäten, Schulter, Hüfte, Achselhöhle
L02.8	Hautabszess sonstige (Kopf außer Gesicht)
L03.01	Phlegmone an Fingern
L03.02	Phlegmone an Zehen
L03.10	Phlegmone an oberer Extremität
L03.11	Phlegmone an unterer Extremität
L03.2	Phlegmone im Gesicht
L03.3	Phlegmone am Rumpf
A46	Erysipel
T79.3	Posttraumatische Wundinfektion
T80.2	Infektion nach Infusion, Injektion, Transfusion
T81.4	Infektion nach Eingriff
T82.6	Infektion einer Herzklappenprothese
T82.7	PORT-Infektion, ZVK-Infekt
T83.5	Harnwegsinfekt durch Dauerkatheter
T84.5	Infektion durch Gelenkendoprothese
T84.6	Infektion durch interne Osteosynthesevorrichtung
T85.71	Infektion und entzündliche Reaktion durch Katheter zur Peritonealdialyse
T85.72	Infektion und entzündliche Reaktion durch interne Prothesen, Implantate oder Transplantate im Nervensystem
T85.78	Infektion und entzündliche Reaktion durch sonstige interne Prothesen, Implantate oder Transplantate

Kode	Bezeichnung
T89.02	Infektion einer offenen Wunde (Trauma) 6. Stelle jeweils Lokalisation [0–9]
M86.0-	Akute hämatogene Osteomyelitis
M86.1-	Akute sonstige Osteomyelitis
M60.0-	Infektiöse Myositis
M00.0-	Eitrige Arthritis durch Staphylokokken
M00.1-	Eitrige Arthritis durch Pneumokokken
M00.2-	Eitrige Arthritis durch sonstige Streptokokken
M00.8-	Eitrige Arthritis durch sonstige näher bez. bakt. Erreger
M72.6-	Nekrotisierende Fasciitis
Sonstige Infektionen, Infektionen am Herzen	
A48.3	Syndrom des toxischen Schocks
B26.8†	Mumps-Myokarditis
B27.0	Mononukleose durch EBV
B27.1	Mononukleose durch CMV
I30.1	Infektiöse Perikarditis
I32.0*	Perikarditis bei andernorts klassifizierten bakt. Erkrankungen
I32.1*	Perikarditis bei sonstigen andernorts klassifizierten infektiösen und parasitären Erkrankungen
I33.0	Akute infektiöse Endokarditis
I39.-*	Endokarditis bei andernorts klassifizierten Erkrankungen 4. Stelle: Herzklappe [0–8]
T82.6	Infektion einer Herzklappenprothese
I40.0	Infektiöse (septische) Myokarditis
I41.0*	Myokarditis bei andernorts klassifizierten bakt. Erkrankungen
I41.1*	Myokarditis bei andernorts klassifizierten Viruskrankheiten

Kode	Bezeichnung
I41.2*	Myokarditis bei andernorts klassifizierten infektiösen und parasitären Erkrankungen
J09†	Myokarditis (akut): zoonotisch oder pandemisch, Virus nachgewiesen
J10.8†	Myokarditis (akut): saisonale Influenzaviren nachgewiesen
J11.8†	Myokarditis (akut): nicht näher bezeichnet oder spezifische Viren nicht nachgewiesen
ZNS-Infektionen	
	Meningitis-Kodes siehe Kapitel 2.7
G04.0	Akute disseminierte Enzephalitis
G04.2	Bakterielle Meningoenzephalitis
G05.0*	Enzephalitis, Myelitis und Myeloenzephalitis bei andernorts klassifizierten bakt. Erkrankungen
G05.1*	Enzephalitis, Myelitis und Myeloenzephalitis bei andernorts klassifizierten Viruskrankheiten
G05.2*	Enzephalitis, Myelitis und Myeloenzephalitis bei andernorts klassifizierten infektiösen und parasitären Erkrankungen
G06.0	Intrakranieller Abszess
G06.1	Intraspinaler Abszess
G06.2	Extraduraler und subduraler Abszess
G07*	Hirnabszesse bei andernorts klassifizierten Erkrankungen
T85.78	Shuntinfektion

2.1.7 Bakterielle und virale Pneumonie, Atemwegserkrankungen

Bakterielle Pneumonie

Kode	Bezeichnung
A31.0	Infektionen der Lunge durch sonstige Mykobakterien
A42.0+	Aktinomykose der Lunge (mit J17.0*)

Kode	Bezeichnung
A48.1	Legionellose mit Pneumonie, Legionellenpneumonie
J13	Pneumonie durch Streptokokkus pneumoniae
J14	Pneumonie durch Haemophilus influenzae
J15.0	Pneumonie durch Klebsiella pneumoniae
J15.1	Pneumonie durch Pseudomonas
J15.2	Pneumonie durch Staphylokokken
J15.3	Pneumonie durch Streptokokken Gruppe B
J15.4	Pneumonie durch sonstige Streptokokken
J15.5	Pneumonie durch E. coli
J15.6	Pneumonie durch andere aerobe gramnegative Bakterien
J15.7	Pneumonie durch Mykoplasma pneumoniae
J15.8	Sonstige bakterielle Pneumonie (plus Keim aus B95–B97)
J16.0	Pneumonie durch Clamydien
J16.8	Pneumonie durch sonstige näher bez. Infektionserreger
J18.0	Bronchopneumonie, nicht näher bez.
J18.1	Lobärpneumonie, nicht näher bez.
J18.8	Atypische Pneumonie, nicht näher bez., Interstit. Pneumonie, nicht näher bez.
J18.9	Pneumonie, nicht näher bez.
J85.0	Gangrän und Nekrose der Lunge
J85.1	Lungenabszess mit Pneumonie (plus Keim aus B95–B97)
J85.2	Lungenabszess ohne Pneumonie (plus Keim aus B95–B97)
J85.3	Abszess des Mediastinums (plus Keim aus B95–B97)
J86.0	Pyothorax mit Fistel (plus Keim aus B95–B97)
J86.1	Pyothorax ohne Fistel (plus Keim aus B95–B97)
J44.0-	COPD mit akuter Infektion der unteren Atemwege 6. Stelle: FEV1 in % des Sollwertes
J69.0	Aspirationspneumonie

Gegebenenfalls muss noch ein zusätzlicher Kode für den Erreger und/oder eine Resistenz eingegeben werden.

Pneumonie durch virale und andere Erreger

Kode	Bezeichnung
B01.2+	Varizellen-Pneumonie (mit J17.1*)
B05.2+	Pneumonie bei Masern (mit J17.1*)
B25.0+	Pneumonie durch CMV (mit J17.1*)
B58.3+	Toxoplasmose der Lunge (mit J17.3*)
B48.5+	Pneumonie durch PC (mit J17.2*)[1] Pneumozystose (mit J17.2*) Plasmazelluläre interstitielle Pneumonie Pneumonie durch Pneumocystis carinii bzw. Pneumocystis jirovecii
J09	Grippe durch zoonotische oder pandemische nachgewiesene Influenzaviren
J10.0	Grippe mit Pneumonie, saisonale Influenzaviren nachgewiesen
J11.0	Grippe mit Pneumonie, Viren nicht nachgewiesen
J12.0	Pneumonie durch Adenoviren
J12.1	Pneumonie durch RS-Viren
J12.2	Pneumonie durch Parainfluenzaviren
J12.8	Pneumonie durch sonstige Viren

[1] Die Pneumozystose wurde klassifikatorisch 2019 zu den Mykosen verschoben, weshalb auch der entsprechende Sternkode von J17.3 zu J17.2 verschoben werden muss.

Gegebenenfalls muss noch ein zusätzlicher Kode für den Erreger und/oder eine Resistenz eingegeben werden.

Bei den Kodes für Pneumonien ist die Ateminsuffizienz noch nicht enthalten. Kommt es also zu einer Ateminsuffizienz, welche therapeutische Maßnahmen erfordert (mindestens Sauerstoffgabe), kann zusätzlich

J96.0.- Akute respiratorische Insuffizienz, andernorts nicht klassifiziert
   5. Ziffer 0: Typ I [hypoxisch]
   5. Ziffer 1: Typ II [hyperkapnisch]
   5. Ziffer 9: Typ nicht näher bezeichnet

kodiert werden (siehe MDK-Empfehlung Nr. 37). Dagegen sind alle sonstigen Symptome der Pneumonie wie Husten, Fieber oder Auswurf bereits enthalten und dürfen nicht mehr eigens kodiert werden.

Ab wann genau der Kode J96.0* zusätzlich zu einer Pneumonie kodiert werden darf, ist weiterhin strittig. Immerhin gibt es ein Urteil des SG Koblenz, welches die Kodierung bereits ab einer Sauerstoffsättigung von 89%, die auf einen erniedrigten Sauerstoffpartialdruck zurückzuführen ist, bejaht (AZ S 12 KR 598/15).

Weitere Atemwegsinfekte

Kode	Bezeichnung
Jeweils plus Keim aus B95–B97 und bei Resistenzen U80–U85	
J02.0	Akute Streptokokkenpharyngitis
J02.8	Akute Pharyngitis durch sonstige näher bez. Erreger
J03.0	Akute Streptokokkentonsillitis
J03.8	Akute Tonsillitis durch sonstige näher bez. Erreger
J04.0	Akute Laryngitis
J04.1	Akute Tracheitis
J04.2	Akute Laryngotracheitis
J06.0	Akute Laryngopharyngitis
J05.1	Akute Epiglottitis
J20.-	Akute Bronchitis 5. Stelle: Erreger
J21.0	Akute Bronchiolitis durch RS-Viren
J21.8	Akute Bronchiolitis, sonst. näher bez. Erreger

Kode	Bezeichnung
J36	Peritonsillarabszess

2.1.8 Pilzinfektionen

Die Diagnostik einer invasiven Pilzinfektion ist schwierig und gelingt nur in seltenen Fällen. Für die Kodierung ist v. a. der betriebene therapeutische Aufwand relevant. Daher kann eine Pilzinfektion auch dann kodiert werden, wenn kein definitiver Nachweis gelingt (Kodierregel D008b bei Behandlung von Verdachtsfällen).

Aspergillose
Um eine gewisse Abstufung der Diagnosensicherheit auch jetzt schon zu gewährleisten, hat sich folgendes Vorgehen etabliert:

Bei *nachgewiesener invasiver Aspergillose* (histologisch Gewebsinvasion durch Pilzhyphen oder kulturell Aspergillen in Material, das durch eine invasive diagnostische Maßnahme gewonnen wurde) werden die Kodes

B44.0   *Invasive Aspergillose der Lunge*
J17.2* *Pneumonie bei Mykosen*

benutzt.

Bei einer *wahrscheinlichen invasiven Aspergillose*

Nachweis von neuen Rundherden oder Kavernen in einem Röntgen-Thorax

- HR-CT passend zum Bild einer Aspergillose (z. B. Halo-Zeichen) bei Patient mit Risikofaktoren (z. B. Neutropenie) wird

B44.1   *Sonstige Aspergillose der Lunge*
J17.2* *Pneumonie bei Mykosen*

kodiert. Zusäzlich muss ein mikrobiologisches Kriterium vorhanden sein (zytologischer, mikroskopischer oder kultureller Nachweis eines Schimmelpilzes), oder erhöhtes Galaktomannan oder ß-D-Glucan.

Disseminierte und septische Verläufe mit klinischem Befall mehrerer Organe und Antigen-Nachweis bzw. positiver Histologie oder Anzucht von Aspergillen aus der Blutkultur werden mit

B44.7 Disseminierte Aspergillose

kodiert.

Die normale antiinfektive Eskalation bei länger dauerndem neutropenischem Fieber ohne klinischen und/oder laborchemischen/radiologischen Hinweis auf Pilzinfektion wird diagnosenseitig **nicht** kodiert. Allenfalls kann der Kode B49 verwendet werden. Erfahrungsgemäß kommen in dieser Situation Antimykotika empirisch nur sehr kurz zur Anwendung, da mit Rekonstitution oft eine Entfieberung erfolgt. Für die teuren Antimykotika können Zusatzentgelte als Prozeduren kodiert werden.

Hitliste Pilzinfektionen

Die Mykosen werden mit Ziffern aus den Kapiteln B35 bis B49 kodiert. Dabei sind für die stationäre Behandlung hauptsächlich hämatologischer und onkologischer Patienten vor allem die Kodes für Aspergillosen und Candidosen relevant. Bei Vorliegen einer Pilzinfektion ist immer auch zu prüfen, ob zusätzlich Ziffern für Immunkompromittierung, Neutropenie, Antikörpermangel u. ä. zu kodieren sind.

Folgende Kodes sind relevant:

Kode	Bezeichnung
Candidosen	
B37.0	Candida-Stomatitis, Mundsoor
B37.1+	Candidose der Lunge mit J17.2* Pneumonie bei Mykosen
B37.2	Candidose der Haut und Nägel

Kode	Bezeichnung
B37.3+	Candidose der Vulva und Vagina, Vaginal-Soor mit N77.1* Vaginitis/Vulvitis bei andernorts klassifizierten Krankheiten
B37.4+	Candida-Balanitis mit N51.2* Balanitis bei andernorts klassifizierten Krankheiten
B37.4+	Candida-Urethritis mit N37.0* Urethritis
B37.5+	Candida-Meningitis mit G02.1* Meningitis bei andernorts klassifizierten Mykosen
B37.6+	Candida-Endokarditis mit I39.-* Endokarditis bei andernorts klassifizierten Krankheiten [Klappen]
B37.7	Candida-Sepsis
B37.81	Candida-Ösophagitis
B37.88	Candidose an sonstigen Lokalisationen
B37.88+	Candida-Arthritis mit M01.6-* Arthritis bei Mykosen
Aspergillosen	
B44.0+	Invasive Aspergillose der Lunge mit J17.2* Pneumonie bei Mykosen
B44.1+	Sonstige Aspergillose der Lunge mit J17.2* Pneumonie bei Mykosen
B44.2	Aspergillose der Tonsillen
B44.7	Disseminierte Aspergillose, Aspergillus-Sepsis
B44.8	Sonstige Formen der Aspergillose
B44.8+	Aspergillose äußerer Gehörgang mit H62.2* Otitis externa bei andernorts klassifizierten Mykosen
B44.8+	Aspergillus-Meningitis mit G02.1* Meningitis bei andernorts klassifizierten Mykosen
B44.8+	Aspergillus-Arthritis mit M01.6-* Arthritis bei Mykosen

Kode	Bezeichnung
Sonstige	
B48.7	Mykosen durch opportunistisch-pathogene Pilze [zur Kodierung seltener Pilzinfekte unter Immunsuppression, in längerer Aplasie nach Chemo- oder Strahlentherapie]
B46.0	Mukormykose der Lunge
B46.1	Rhinozerebrale Mukormykose
B46.3	Mukormykose der Haut
B46.4	Disseminierte Mukormykose
B45.0	Kryptokokkose der Lunge
B45.1	Kryptokokkose der Hirnhäute und des Gehirns
B45.1+	Meningitis durch Kryptokokkosen (mit G02.1*)
B45.2	Kryptokokkose der Haut
B45.7	Disseminierte Kryptokokkose

Hinw.: Bei Z. n. Organ- oder Stammzell-Transplantation wird bei entsprechender Kodierung eine besser vergütete DRG bei Pilzinfekten der Lunge erreicht (Kodierung siehe Kapitel 2.1.9).

2.1.9 CMV-Infekte

Für die exakte Erfassung von CMV-Infektionen fehlen v. a. im Bereich der allogenen Transplantation einige Kodes (z. B. CMV-Retinitis). Kodes für spezifische Infektionen des GI-Traktes wurden 2008 veröffentlicht. Diese sind ab 2011 auch mit CC-Wert versehen und damit unter Umständen erlösrelevant.

Kode	Bezeichnung
Zytomegalie	
B25.0+	Pneumonie durch Zytomegalieviren mit J17.1* Pneumonie bei andernorts klassifizierten Viruskrankheiten

Kode	Bezeichnung
J20.8	CMV-Bronchitis
B25.1+	Hepatitis durch Zytomegalieviren mit K77.0* Leberkrankheiten bei andernorts klassifizierten infektiösen und parasitären Krankheiten
B25.2+	Pankreatitis durch Zytomegalieviren mit K87.1* Leberkrankheiten bei andernorts klassifizierten Krankheiten
B25.80+	CMV-Ösophagitis mit K23.8* Krankheiten des Ösophagus bei sonstigen andernorts klassifizierten Krankheiten
B25.80+	CMV-Gastritis, CMV-Ileitis, CMV-Kolitis mit K93.8* Krankheiten sonstiger näher bez. Verdauungsorgane bei andernorts klassifizierten Krankheiten
B25.88	Sonstige Zytomegalie [auch die therapiebedürftige symptomlose Reaktivierung nach allogener TPL]
B25.88	CMV-Retinitis mit H32.0* Chorioretinitis bei andernorts klassifizierten infektiösen und parasitären Krankheiten
B25.8+	CMV-Enzephalitis, -Myelitis und -Enzephalomyelitis mit G05.1* Enzephalitis, Myelitis und Enzephalomyelitis bei andernorts klassifizierten Viruskrankheiten

Hinw.: Bei Z. n. Organ- oder Stammzell-Transplantation wird bei entsprechender Kodierung eine besser vergütete DRG bei Virusinfekten erreicht (Kodierung siehe Kapitel 2.1.9).

2.1.10 Infektionen bei Zustand, nach Transplantation

Stationäre Behandlungen werden wegen Infektkomplikationen bei Zustand nach Organtransplantation deutlich besser vergütet. Es handelt sich um folgende (Basis)-DRGs:

E77 Andere Infektionen und Entzündungen der Atmungsorgane bei Zustand nach Organtransplantation
G48A Koloskopie mit äußerst schweren oder schweren CC [...] bei Zustand nach Organtransplantation
T01A OR-Prozedur bei infektiösen und parasitären Krankheiten bei Zustand nach Organtransplantation
T36Z Intensivmed. Komplexbehandlung [...] bei infektiösen und parasitären Krankheiten [...] bei Zustand nach Organtransplantation
T60 Sepsis mit komplizierender Konstellation oder bei Zustand nach Organtransplantation
T63A Virale Erkrankung bei Zustand nach Organtransplantation

Diese DRGs werden angesteuert durch Eingabe einer passenden (Infektions-)Diagnose als Hauptdiagnose und die Eingabe von einem der Nebendiagnose-Kodes

Z94.0 Zustand nach Nierentransplantation
Z94.1 Zustand nach Herztransplantation
Z94.2 Zustand nach Lungentransplantation
Z94.3 Zustand nach Herz-Lungentransplantation
Z94.4 Zustand nach Lebertransplantation
Z94.5 Zustand nach Hauttransplantation
Z94.6 Zustand nach Knochentransplantation
Z94.80 Zustand nach hämatopoetischer Stammzelltransplantation ohne gegenwärtige Immunsuppression
Z94.81 Zustand nach hämatopoetischer Stammzelltransplantation mit gegenwärtiger Immunsuppression
Z94.88 Zustand nach sonstiger Organ- oder Gewebetransplantation als Nebendiagnose.

2.1.11 Erreger-Resistenzen

Auf Wunsch der Anwender hat das DIMDI eine Kodiermöglichkeit für resistente Keime geschaffen. 2013 wurden die Kodes weiter differenziert, entsprechend den neuen Resistenzspektren der Keime. 2-, 3- und 4-MRGN entsprechend der KRINKO-Empfehlungen (Bundesgesundheitsblatt 2012, 55:1311-1354 bzw. Epidemiologisches Bulletin 2013: 423 (2MRGN NeoPäd) lassen sich seit 2017 nun endlich genau verschlüsseln. Daneben wurden weitere Keime in die Liste aufgenommen und die Liste neu sortiert. In U80 sind nun ausschließlich grampositive, in U81 gramnegative Keime zu verschlüsseln.

Diese Kodes dürfen nur ergänzend zu Infektionen kodiert werden. Die Kodes aus B95–B97 werden zusätzlich verwendet, wenn sie eine weitere beschreibende Information beisteuern.

Kode	Bezeichnung
Erreger mit bestimmten Resistenzen (Auswahl)	
U80!	**Grampositive Erreger**
U80.00!	Staphylococcus aureus mit Resistenz gegen Oxacillin oder Methicillin [MRSA Staphylococcus aureus mit Resistenz gegen Oxacillin oder Methicillin und ggf. gegen Glykopeptid-Antibiotika, Chinolone, Streptogramine oder Oxazolidinone
U80.01!	Staphylococcus aureus mit Resistenz gegen Glykopeptid-Antibiotika, Chinolone, Streptogramine oder Oxazolidinone und ohne Resistenz gegen Oxacillin oder Methicillin
U80.10!	Streptococcus pneumoniae mit Resistenz gegen Penicillin oder Oxacillin Streptococcus pneumoniae mit Resistenz gegen Penicillin oder Oxacillin und ggf. gegen Makrolid-Antibiotika, Oxazolidinone oder Streptogramine
U80.11!	Streptococcus pneumoniae mit Resistenz gegen Makrolid-Antibiotika, Oxazolidinone oder Streptogramine und ohne Resistenz gegen Penicillin oder Oxacillin
U80.20!	Enterococcus faecalis mit Resistenz gegen Glykopeptid-Antibiotika Enterococcus faecalis mit Resistenz gegen Glykopeptid-Antibiotika und gegen Oxazolidinone oder Streptogramine Enterococcus faecalis mit Resistenz gegen Glykopeptid-Antibiotika und mit High-Level-Aminoglykosid-Resistenz
U80.21!	Enterococcus faecalis mit Resistenz gegen Oxazolidinone oder mit High-Level-Aminoglykosid-Resistenz und ohne Resistenz gegen Glykopeptid-Antibiotika

Kode	Bezeichnung
U80.30!	Enterococcus faecium mit Resistenz gegen Glykopeptid-Antibiotika Enterococcus faecium mit Resistenz gegen Glykopeptid-Antibiotika und gegen Oxazolidinone oder Streptogramine Enterococcus faecium mit Resistenz gegen Glykopeptid-Antibiotika und mit High-Level-Aminoglykosid-Resistenz
U80.31!	Enterococcus faecium mit Resistenz gegen Oxazolidinone oder Streptogramine oder mit High-Level-Aminoglykosid-Resistenz und ohne Resistenz gegen Glykopeptid-Antibiotika
U80.8!	Sonstige grampositive Bakterien mit Multiresistenz gegen Antibiotika Hinweis: Es ist nur noch eine Sensitivität gegen nicht mehr als zwei der Antibiotika-Substanzgruppen nachweisbar, gegen die die Erreger typischerweise empfindlich sind.
U81!	**Gramnegative Erreger**
U81.0	**Enterobacterales mit Multiresistenz 2MRGN NeoPäd [nur bei Patienten bis Vollendung 14. Lebensjahr kodierbar]**
U81.00!	Escherichia coli mit Multiresistenz 2MRGN NeoPäd
U81.01!	Klebsiella pneumoniae mit Mulitresistenz 2MRGN NeoPäd
U81.02!	Klebsiella oxytoca mit Multiresistenz 2MRGN NeoPäd
U81.03!	Sonstige Klebsiellen mit Multiresistenz 2MRGN NeoPäd
U81.04!	Enterobacter-cloacae-Komplex mit Multiresistenz 2MRGN NeoPäd
U81.05!	Citrobacter-freundii-Komplex mit mit Multiresistenz 2MRGN NeoPäd
U81.06!	Serratia marcescens mit Multiresistenz 2MRGN NeoPäd
U81.07!	Proteus mirabilis
U81.08!	Sonstige Enterobacterales mit Multiresistenz 2MRGN NeoPäd

Kode	Bezeichnung
U81.1	**Pseudomonas und Acinetobacter mit Multiresistenz 2MRGN NeoPäd [nur bei Patienten bis Vollendung 14. Lebensjahr]**
U81.10!	Pseudomonas aeruginosa mit Multiresistenz 2MRGN NeoPäd
U81.11!	Acinetobacter-baumannii-Gruppe mit Multiresistenz 2MRGN NeoPäd
U81.2	**Enterobacterales mit Multiresistenz 3MRGN**
U81.20!	Escherichia coli mit Multiresistenz 3MRGN
U81.21!	Klebsiella pneumoniae mit Multiresistenz 3MRGN
U81.22!	Klebsiella oxytoca mit Multiresistenz 3MRGN
U81.23!	Sonstige Klebsiella mit Multiresistenz 3MRGN
U81.24!	Enterobacter-cloacae-Komplex mit Multiresistenz 3MRGN
U81.25!	Citrobacter-freundii-Komplex mit Multiresistenz 3MRGN
U81.26!	Serratia marcescens mit Multiresistenz 3MRGN
U81.27!	Proteusmirabilis mit Multiresistenz 3MRGN
U81.28!	Sonstige Enterobacterales mit Multiresistenz 3MRGN
U81.3	**Pseudomonas und Acinetobacter mit Multiresistenz 3MRGN**
U81.30!	Pseudomonas aeruginosa mit Multiresistenz 3MRGN
U81.31!	Acinetobacter baumannii-Gruppe mit Multiresistenz 3MRGN
U81.4	**Enterobacterales mit Multiresistenz 4MRGN**
U81.40!	Escherischa coli mit Multiresistenz 4MRGN
U81.41!	Klebsiella pneumoniae mit Multiresistenz 4MRGN
U81.42!	Klebsiella oxytoca mit Multiresistenz 4MRGN
U81.43!	Sonstige Klebsiellen mit Multiresistenz 4MRGN
U81.44!	Enterobacter-cloacae-Komplex mit Multiresistenz 4MRGN
U81.45!	Citrobacter-freundii-Komplex mit Multiresistenz 4MRGN
U81.46!	Serratia marcescens mit Multiresistenz 4MRGN

Kode	Bezeichnung
U81.47!	Proteus mirabilis mit Multiresistenz 4MRGN
U81.48!	Sonstige Enterobacterales mit Multiresistenz 4MRGN
U81.5	**Pseudomonas und Acinetobacter mit Multiresistenz 4MRGN**
U81.50!	Pseudomonas aeruginosa mit Multiresistenz 4MRGN
U81.50!	Acinetobacter-baumannii-Gruppe mit Multiresistenz 4MRGN
U81.6!	Burkholderia, Stenotrophomonas, und andere Nonfermenter mit Resistenz gegen Chinolone, Amikacin, Ceftazidim, Piperacillin/Tazobactam oder Cotrimoxazol
U81.8!	Sonstige gramnegative Bakterien mit Mulitresistenz gegen Antibiotika Hinweis: Es ist nur noch eine Sensitivität gegen nicht mehr als zwei der Antibiotika-Substanzgruppen nachweisbar, gegen die die Erreger typischerweise empfindlich sind.
U83!	Candida mit Resistenz gegen Fluconazol oder Voriconazol
U85!	Humanes Immundefizienz-Virus mit Resistenz gegen Virustatika oder Proteinaseinhibitoren [HIV 1, HIV 2]

Für immer wiederkehrende Clostridium difficile Infektionen wurde der Kode *U69.40! Rekurrente Infektion mit Clostridium difficile* geschaffen. Er kann ergänzend zu einem Kode aus A04.7- verschlüsselt werden.

Weitere Kodes siehe ICD-10

Bei Benutzung der Kodes sollte auch die üblicherweise notwendige Isolierung mit verschlüsselt werden:

Z29.0   Isolierung als prophylaktische Maßnahme

2.1.12 MRSA und MRE

Der Kode
Z11   Spezielle Verfahren zur Untersuchung auf infektiöse und parasitäre Erkrankungen

kann bei MRE-Abstrichen angegeben werden, z. B. auch als einzigen Kode bei Kontrolle gesunder Zimmernachbarn betroffener Patienten.

Generell wird zwischen Keimträgerschaft und Infektion unterschieden:

Asymptomatischer Keimträger
Z22.3 *Gesunder Keimträger anderer näher bezeichneter bakterieller Krankheiten*
U80 bis *[Kode für Bakterium mit Resistenz]*
U82!
Z29.0 *Isolierung als prophylaktische Maßnahme [MDK 17, FoKA Z-001]*

Bei MRSA-Kodierung wird der Kode B95.6! für Staphylokokkus aureus nicht zusätzlich angegeben, da es sich nicht um eine Krankheit handelt. Siehe MDK-Kodierempfehlung Nr. 17. Dies gilt analog auch für die Kodierung anderer Keimträgerschaften.

Infektion mit MRSA
J15.2 *Pneumonie durch Staphylokokken*

oder

A41.0 *Sepsis durch Staphylococcus aureus*

oder

A49.0 *Staphylokokkeninfektion, nicht näher bezeichnet*

kombiniert mit

U80.0! *Staphylococcus aureus mit Resistenz gegen Oxacillin, Glykopeptid-Antibiotika, Chinolone, Streptogramine und Oxazolidinone*
Z29.0 *Isolierung als prophylaktische Maßnahme*

Der Kode B95.6! für Staphylokokkus aureus wird nicht angegeben.

Entsprechende Regeln gelten für die Kodierung von Infektionen mit anderen multiresistenten Erregern.

Komplexbehandlung bei MRE

Seit 2006 wird ein OPS-Kode 8-987.-- Komplexbehandlung bei Besiedlung oder Infektion mit multiresistenten Erregern (MRE) definiert. Die Mindestmerkmale, die vorliegen müssen, um diesen Kode verwenden zu können, sind u. a.:

- Speziell eingewiesenes Personal plus Hygienefachkraft plus Krankenhaushygieniker
- Durchführung spezieller Keimnachweise
- Strikte Isolierung, bis an drei Tagen Abstriche/Proben negativ waren [MDK 395]

Weitere Details siehe OPS-Katalog.

Ferner muss ein dokumentierter durchschnittlicher Mehraufwand von mindestens 2 Stunden täglich während der Behandlungstage mit strikter Isolierung vorliegen. Der Kode unterscheidet an der 5. Stelle zwischen einer Behandlung auf einer speziellen Isoliereinheit (8-987.0-) oder einer Behandlung nicht auf einer speziellen Isolierstation. An 6. Stelle wird die Dauer der Komplexbehandlung kodiert. Falls der Patient vor Erreichen der drei negativen Abstriche direkt aus der Isolation entlassen wird, kann der Kode trotzdem verwendet werden, sofern alle übrigen Merkmale erfüllt sind [MDK 395].

Komplexbehandlung auf spezieller Isoliereinheit

Eine spezielle Isoliereinheit (eigenständige Infekt-Isolierstation) ist räumlich und organisatorisch von den restlichen Pflegeeinheiten des Krankenhauses getrennt. Jedes Zimmer ist über eine eigene Schleuse zu betreten.

8-987 Komplexbehandlung bei Besiedelung oder Infektion mit multiresistenten Erregern	
Behandlung auf einer speziellen Isoliereinheit	**Kode**
Bis zu 6 Behandlungstage	8-987.00
Mindestens 7 bis höchstens 13 Behandlungstage	8-987.01
Mindestens 14 bis höchstens 20 Behandlungstage	8-987.02
Mindestens 21 Behandlungstage	8-987.03
Behandlung nicht auf einer speziellen Isolierstation	**Kode**
Bis zu 6 Behandlungstage	8-987.10
Mindestens 7 bis höchstens 13 Behandlungstage	8-987.11
Mindestens 14 bis höchstens 20 Behandlungstage	8-987.12
Mindestens 21 Behandlungstage	8-987.13

Seit 2016 wurde die Behandlung von MRE im DRG-System deutlich besser abgebildet und differenziert. Die Mindestdauer der gruppierungsrelevanten MRE-Komplexbehandlung beträgt nicht mehr generell 7 Behandlungstage, sondern differiert zwischen einem, 7, 14 und 21 Behandlungstagen als Erlösschwelle. Auch ist die Behandlung inzwischen in zahlreichen MDC erlösrelevant und in 2 DRGs bei Behandlung auf Isolationsstationen besser vergütet. Intensivmedizinische DRGs sind jedoch nicht betroffen, da in diesen DRGs die Pflegekosten schon so hoch abgebildet sind, dass der Mehraufwand für MRE-Betreuung nicht weiter erlössteigernd wirken kann.

Behandlung nicht multiresistenter, aber isolationspflichtiger Erreger

Ein schon länger bestehendes Problem wurde im DRG-System 2016 angegangen: Bestimmte Erreger sind zwar nicht multiresistent, verursachen aufgrund ihrer hohen Infektiosität jedoch einen ähnlich hohen Aufwand wie multiresistente Keime inklusive Umkehrisolation, Bettensperrung und Pflegemehraufwand. Per Definition waren diese Fälle jedoch von einer Mehrvergütung im

MRE-Komplexkode ausgeschlossen, da sie keine Resistenz besitzen. Daher hat das DIMDI einen neuen Komplexkode geschaffen:

8-98g   Komplexbehandlung bei Besiedelung oder Infektion mit nicht multiresistenten isolationspflichtigen Erregern

Der Kode ist ähnlich wie der MRE-Komplexkode aufgebaut, definiert Mindestmerkmale und differenziert zwischen spezieller Isolierstation und Normalstation sowie zwischen Behandlungsdauern. Er ist gedacht für die Isolation von Fällen mit folgenden Erregern (keine abschließende Liste!):

- Infektionen durch Adeno-, Noro- und Rotaviren
- Kolitis durch Clostridium difficile
- respiratorische Infektionen durch Influenzaviren, RSV (Respiratory Syncytial Virus) oder Parainfluenzaviren
- Tuberkulose

Der Komplexkode ist nicht nur bei Infektionen kodierbar, sondern auch bei Isolation wegen Keimbesiedlung ohne Infektion (siehe Überschrift). Er gilt jedoch nicht bei Verdachtsdiagnosen, die sich später wegen negativen Befunds nicht bestätigen. Leider hat der Kode eine Schwachstelle: er definiert keine Mindestdauer an pflegerischem Mehraufwand in Minuten pro Tag, weshalb die Kodierung unterschiedlich angewandt werden und dadurch bei Erlösrelevanz zu vielen Diskussionen führen wird. Nach Vorliegen der Kostendaten aus 2016 konnte das InEK 2018 erste erlösrelevante DRGs kalkulieren. So führt dieser Kode ab einer Mindestbehandlungsdauer von 10 Tagen in den (Basis-)DRGs B18A, E65B, E69, E77, E79B, F67B, G77 sowie I09D zu einem Mehrerlös, in der Neugeborenen-DRG P67D sogar bereits ab dem 1. Behandlungstag. Intensiv-DRGs sind auch hier aufgrund der schon hohen Vergütungen für Pflegeleistungen nicht betroffen.

8-98g Komplexbehandlung bei Besiedelung oder Infektion mit nicht multiresistenten isolationspflichtigen Erregern	
Behandlung auf einer speziellen Isoliereinheit	**Kode**
Bis zu 4 Behandlungstage	8-98g.00
Mindestens 5 bis höchstens 9 Behandlungstage	8-98g.01
Mindestens 10 bis höchstens 14 Behandlungstage	8-98g.02
Mindestens 15 bis höchstens 19 Behandlungstage	8-98g.03
Mindestens 20 Behandlungstage	8-98g.04
Behandlung nicht auf einer speziellen Isoliereinheit	**Kode**
Bis zu 4 Behandlungstage	8-98g.10
Mindestens 5 bis höchstens 9 Behandlungstage	8-98g.11
Mindestens 10 bis höchstens 14 Behandlungstage	8-98g.12
Mindestens 15 bis höchstens 19 Behandlungstage	8-98g.13
Mindestens 20 Behandlungstage	8-98g.14

2.1.13 Katheter- und PORT-Infektionen

Folgende Kodes stehen zur Verfügung:

T83.5 *Harnwegsinfekt durch Dauerkatheter*
T82.7 *Katheter-Infektion, PORT-Infektion, Infektion Hickman-Katheter*
T85.71 *Infektion eines Katheters zur Peritoneal-Dialyse*

Zusätzlich müssen der Keim und ggf. Resistenzen kodiert werden (siehe oben).

Bei **Sepsis**, die von einem Katheterinfekt ausgeht, werden **zusätzlich** die Sepsisziffern kodiert.

Ist bei Sepsis der Keim nicht bekannt, wird **zusätzlich**

A41.9 *Nicht näher bezeichnete Sepsis*

kodiert. Weiteres zur Sepsis siehe Abschnitt Sepsis unter 2.1.4 in diesem Kapitel.

2.1.14 Im Krankenhaus erworbene Pneumonie, nosokomiale Pneumonie

Seit 2008 werden mit dem zusätzlichen Kode aus U69.0-! Pneumonien ergänzend kodiert, welche von über 18-jährigen Patienten im Krankenhaus erworben wurden. Diese Kodierung dient nicht zu Abrechnungszwecken, sondern im Rahmen der externen Qualitätssicherung zur Differenzierung von ambulanten und Hospitalinfektionen. Die Definition und damit die Kodierung wurde 2019 geändert:

Definitionsgemäß versteht man unter einer im Krankenhaus erworbenen Pneumonie eine Pneumonie, deren Symptome und Befunde die KISS-Definitionen (Definitionen nosokomialer Infektionen für die Surveillance im Krankenhaus-Infektions-Surveillance-System) erfüllen (nicht mehr der Definition des US-amerikanischen CDC). Die Einstufung als im Krankenhaus erworbene Pneumonie bedeutet nicht automatisch, dass ein kausaler Zusammenhang zwischen der medizinischen Behandlung und dem Auftreten der Infektion existiert, es ist auch kein Synonym für ärztliches oder pflegerisches Verschulden. Die Schlüsselnummern sind nur von Krankenhäusern, die zur externen Qualitätssicherung nach § 137 SGB V verpflichtet sind, und nur für vollstationär behandelte erwachsene Patienten (18 Jahre und älter) anzugeben. Neu seit 2019 ist die Unterscheidung der Pneumonien in

- solche, die mehr als 48 Stunden nach Aufnahme auftreten;
- die entweder bei Aufnahme bestehen oder innerhalb von 48 Stunden nach Aufnahme auftreten,
  - bei bekannter, bis zu 28 Tage zurückliegender Hospitalisierung
  - bei bekannter, 29 bis zu 90 Tage zurückliegender Hospitalisierung

Für die Kodierung genügt also nun der anamnestische Blick in die Vergangenheit, nicht mehr die zukünftige mögliche Wiederaufnahme in ein Krankenhaus wegen Lungenentzündung, was die korrekte Kodierung vereinfacht.

Die Kodierung erfolgt wie bisher für die Pneumonie (also Pneumoniekode, ggf. ergänzt um Erregerkode), ergänzt um den Zusatzkode

> **Anderenorts klassifizierte, im Krankenhaus erworbene Pneumonie**
>
> U69.01! die mehr als 48 Stunden nach Aufnahme auftritt
>
> U69.02! die entweder bei Aufnahme besteht oder innerhalb von 48 Stunden nach Aufnahme auftritt, bei bekannter, bis zu 28 Tage zurückliegender Hospitalisierung
>
> U69.03! die entweder bei Aufnahme besteht oder innerhalb von 48 Stunden nach Aufnahme auftritt, bei bekannter, 29 bis zu 90 Tage zurückliegender Hospitalisierung

Dieser wird mit dem Pneumoniekode verknüpft.

2.2 Schockformen

2.2.1 Anaphylaktischer Schock

Dem anaphylaktischen Schock liegt eine akute Verteilungsstörung des intravasalen Blutvolumens im Sinne eines distributiven Schocks vor. Dem anaphylaktischen Schock können sowohl eine IgE-vermittelte, Typ-I-allergische, klassisch-anaphylaktische Überempfindlichkeitsreaktion, als auch eine physikalische, chemische oder osmotische, IgE-unabhängige anaphylaktoide Überempfindlichkeitsreaktion zugrunde liegen. [Adams, 2005]

In der Regel können IgE-abhängige und IgE-unabhängige anaphylaktische Reaktionen klinisch nicht unterschieden werden und werden in der Literatur mitunter uneinheitlich eingesetzt.

Neben Blutdruckabfall treten typischerweise noch Hauterscheinungen, abdominelle und respiratorische Beschwerden (z. B. Übelkeit, Atemwegsobstruktion) auf.

2.2.2 Hypovolämischer Schock

Beim hypovolämischen Schock sind durch intravasalen Volumenmangel mit kritisch verminderter kardialer Vorlast die vitalen Organe unzureichend durchblutet. Dies führt zu einem Missverhältnis zwischen Sauerstoffangebot und Sauerstoffverbrauch [Adams et al. 2005].

Die speziellen Formen des hypovolämischen Schocks sind:

- **hypovolämischer Schock im engeren Sinne**, infolge kritischer Abnahme des zirkulierenden Plasmavolumens ohne akute Blutung.
- **hämorrhagischer** Schock, infolge einer akuten Blutung ohne relevante Schädigung von Organgewebe.
- **traumatisch-hämorrhagischer** Schock, durch akute Blutung mit gleichzeitiger ausgedehnter Gewebeschädigung und Freisetzung von Mediatoren.
- **traumatisch-hypovolämischer** Schock, durch kritische Reduktion des zirkulierenden Plasmavolumens ohne akute Blutung, aber mit ausgedehnter Gewebeschädigung und Freisetzung von Mediatoren.

2.2.3 Kardialer und kardiogener Schock

Begriffsbestimmung:
Die Bezeichnung kardialer Schock fasst alle kardialen und extrakardialen Erkrankungen, die zu einer unmittelbaren Störung der kardialen Funktion mit konsekutivem Schock führen, zusammen. [Adams, 2005]

Der häufig benutzte Begriff „kardiogener" Schock bezeichnet im engeren Sinne nur primäre kardiale Funktionsstörungen.

Dem kardialen Schock liegt eine primäre kritische Verminderung der kardialen Pumpleistung mit nachfolgender inadäquater Sauerstoffversorgung der peripheren Organe zugrunde. Für die

Diagnosestellung sind die nachfolgenden klinischen und/oder hämodynamischen Kriterien entscheidend.

Klinik:
- Agitiertheit und/der Somnolenz
- blasse, kaltschweißige Haut
- Oligurie

Hämodynamik:
- systemischer Blutdruck systolisch < 90 mmHg und
- Cardiac index < 2,2 l/min/m^2
- häufig ist der pulmonalkapilläre Verschlussdruck erhöht auf > 18 mmHg, im Sonderfall des Rechtsherzinfarktes auch normal.

Andere korrigierbare Ursachen (z. B. Hypovolämie oder arterielle Hypoxie) liegen nicht vor.

2.2.4 Neurogener Schock

Der neurogene Schock ist ein distributiver Schock. Es liegt ein Missverhältnis zwischen sympathischer und parasympathischer Tonusregulation der glatten Gefäßmuskulatur vor. Daraus folgt eine generalisierte Vasodilatation (v. a. Splanchnikusvenen und/ oder Skelettmuskulatur) mit relativer Hypovolämie bei erhaltenem Blutvolumen.

Die typischen Befunde beim neurogenen Schock umfassen [Adams, 2005]:

- plötzlicher Blutdruckabfall
- Bradykardie
- Somnolenz, schlagartiger Beginn bei Bulbärläsion
- Haut: warm, blass und trocken
- Verlust der spinalen Reflexe und Sensibilität bei hoher medullärer Läsion.

N.B.: Der sog „spinale Schock" gehört nicht zu den Herzkreislaufschockformen, sondern bezeichnet einen Funktionszustand des Rückenmarks (z. B. nach Trauma), bei dem schlaffe Paresen, Areflexie und Verlust der Sensibilität auftreten.

2.2.5 Septisch-toxischer Schock

Durch eine Sepsis kann es zu einer Verteilungsstörung des zirkulierenden Blutvolumens mit hämodynamischem Schock kommen. Dieser distributive Schock entsteht infolge der Einschwemmung pathogener Mikroorganismen, deren toxischer Produkte oder körpereigener Mediatoren (z. B. Zytokine). Der septische Schock ist 2016 neu definiert worden. Ein septischer Schock liegt dann vor, wenn trotz ausreichender Flüssigkeitszufuhr zusätzlich zur Aufrechterhaltung eines Blutdrucks von 65 mm/Hg Vasopressoren eingesetzt werden müssen sowie das Serumlaktatauf über 2 mmol/l ansteigt. Die alte Definition mit Nachweis einer Infektion, Nachweis eines SIRS (siehe Kapitel 2.1.4) und einem systolischen arteriellen Blutdruck ≤ 90 mmHg, bzw. mittleren arteriellen Blutdruck ≤ 65 mmHg für mindestens eine Stunde, oder notwendiger Vasopressoreinsatz um die besagten Druckwerte zu überschreiten [Reinhardt et al., 2010] wird dadurch abgelöst, ist aber weiterhin die abrechnungsrelevante Definition.

Unauffällige Inflammationsparameter (Körpertemperatur, Leukozyten, negative Blutkultur) schließen eine Sepsis nicht aus. Vielmehr ist der Nachweis einer Infektion oder der entsprechende Verdacht für die Diagnose Sepsis ausreichend. Treten noch Zeichen der inadäquaten Organperfusion mit Organdysfunktion hinzu, spricht man von „schwerer Sepsis". Zur neuen Definition der Sepsis siehe Kapitel 2.1.4.

2.2.6 Übersicht Kodierung: Schockarten

Die einzelnen Schockarten lassen sich mit folgenden Kodes verschlüsseln:

T78.2   Anaphylaktischer Schock
T88.6   Anaphylaktischer Schock durch Arzneimittel
T80.5   Anaphylaktischer Schock durch Serum
R57.1   Hypovolämischer Schock
T79.4   Hypovolämischer Schock, traumatisch
R57.0   Kardiogener Schock
R57.8   Neurogener Schock
R57.2   Septischer Schock

Andere Schockarten:

R57.8   Endotoxinschock
T88.2   Schock durch Anästhesie
T09.3   Spinaler Schock

2.2.7 Literatur

Adams, H. A. et al.: Empfehlungen zur Diagnostik und Therapie der Schockformen der IAG Schock der DIVI. Köln 2005.

Levy, M. M. et al.: International Sepsis Definitions Conference. In: Crit Care Med. 31/2003, S. 1250–1256.

Reinhardt, K. et al.: Prävention, Diagnose, Therapie und Nachsorge der Sepsis. DIVI 2010 S-2k Leitlinie.

Julie, A. et al.: Neue Sepsis-Definition, JAMA. 2016;315(8):739-740

Seymour, CW. et al.: JAMA. 2016; 315(8):762-774

Shankar-Hari, M. et al.: JAMA. 2016;315(8):775-787

Singer, M. et al.: JAMA. 2016;315(8): 801-810

Abraham, E. JAMA. 2016;315(8):757-759

2.3 Myokardinfarkt

Siehe auch Frankenstein/Täger: Kodierleitfaden für die Kardiologie 2020.

2.3.1 Definition und Kodierung

Per Definition liegt ein akuter Myokardinfarkt nur vor, wenn mindestens zwei von drei Kriterien gegeben sind:

1. Schmerzereignis oder Äquivalent (z. B. Dyspnoe bei Diabetes),
2. typische EKG-Veränderungen,
3. typische Enzymveränderungen.

Troponin ist dabei eines der sensitivsten Enzyme für eine Myokardischämie. Ein akuter Myokardinfarkt (I21.-) kann gemäß DKR 0901 als Hauptdiagnose sogar bis 28 Tage nach dem Schmerzereignis verschlüsselt werden, falls der Patient aus diesem Grund stationär aufgenommen wird. Dies trifft sowohl für den primären Aufenthalt als auch auf alle darauf folgende Aufenthalte im gleichen oder anderen Krankenhäuser zu. Eine klinische Unterteilung in akuten und subakuten Myokardinfarkt findet im DRG-System nicht statt. Der Nicht-ST-Elevations-Myokardinfarkt (NSTEMI) wird speziell als I21.4 verschlüsselt, während die restlichen Kodes den Hebungsinfarkt (STEMI) gemäß seiner Lokalisation (I21.0–I21.2) beschreiben [DKR 0901].

ICD:

I21.0 *Akuter transmuraler Myokardinfarkt (STEMI) der Vorderwand*
I21.1 *Akuter transmuraler Myokardinfarkt (STEMI) der Hinterwand*
I21.2 *Akuter transmuraler Myokardinfarkt (STEMI) an sonstigen Lokalisationen*
I21.4 *Akuter subendokardialer Myokardinfarkt*
I21.4 *NSTEMI*

2.3.2 Myokardinfarkt während eines Aufenthaltes

Entwickelt sich ein akuter Myokardinfarkt während eines stationären Aufenthaltes, nachdem der Patient mit instabiler Angina pectoris aufgenommen wurde, so ist gemäß DKR 0901 nur der Myokardinfarkt als Hauptdiagnose zu verschlüsseln. Die instabile Angina pectoris (I20.0) wird in diesem Fall nicht mehr verschlüsselt [DRK 0901]. Das ist auch medizinisch sinnvoll, denn die Angina ist Teil der Definition Infarkt.

Handelt es sich bei dem Myokardinfarkt jedoch um eine Komplikation – z. B. nach Katheterintervention als elektiver Eingriff oder bei bis dahin „nur" instabiler Angina – so wird er als weitere Nebendiagnose betrachtet. Ohne die Komplikation wäre es nicht zum Myokardinfarkt gekommen, die Kodierrichtlinie ist also in diesem Fall nicht anzuwenden.

2.3.3 Komplikationen eines Myokardinfarktes

Die häufigsten Komplikationen eines Myokardinfarktes sind in einer eigenen Untergruppe zusammengefasst und sollten in jedem Fall den Komplikationsschlüsseln aus anderen Bereichen vorgezogen werden. Auch hier gelten 28 Tage nach Schmerzereignis als erlaubter Zeitraum zur Kodierung [DKR 0901].

Man sollte sich auch nicht durch das Vorliegen eines Exklusivums abschrecken lassen. „Exklusivum" besagt eben nicht, dass ein Kode aus I23.- nicht gleichzeitig mit einem Kode aus I21.- oder I22.- gebraucht werden darf, sondern, dass diese beiden Gruppen zwei unterschiedliche Erkrankungen beschreiben, die nebeneinander verwendet werden dürfen, wenn sie gleichzeitig beim Patienten vorkommen, jeweils einen getrennten Mehraufwand erzeugen und diagnostisch voneinander abgrenzbar sind (siehe dazu auch das FAQ Nr 1008 des DIMDI).

I23.0 Hämoperikard als akute Komplikation nach akutem Myokardinfarkt

I23.1 Vorhofseptumdefekt als akute Komplikation nach akutem Myokardinfarkt
I23.2 Ventrikelseptumdefekt als akute Komplikation nach akutem Myokardinfarkt
I23.3 Ruptur der Herzwand ohne Hämoperikard als akute Komplikation nach akutem Myokardinfarkt
(ein gleichzeitiges Hämoperikard I23.0 wird zusätzlich kodiert)
I23.4 Ruptur der Chordae tendineae als akute Komplikation nach akutem Myokardinfarkt
I23.5 Papillarmuskelruptur als akute Komplikation nach akutem Myokardinfarkt
I23.6 Thrombose des Vorhofes, des Herzohres oder der Kammer als akute Komplikation nach akutem Myokardinfarkt
I23.8 Sonstige akute Komplikationen nach akutem Myokardinfarkt

2.3.4 Lysetherapie

Die Lysetherapie des Myokardinfarktes kann entweder intrakoronar oder systemisch erfolgen. Bei der intrakoronaren Gabe muss man zusätzlich noch angeben, wie viele Koronararterien man selektiv lysiert hat. Während die systemische Lyse in der Kardiologie nicht splitrelevant ist, ist die selektive Thrombolyse Bestandteil der Tabellen „hochkomplexe Intervention" und damit u. U. splitrelevant.

OPS:

8-020.8 Systemische Thrombolyse
8-837.60 Selektive Thrombolyse, eine Koronararterie
8-837.61 Selektive Thrombolyse, mehrere Koronararterien

2.3.5 GP2b/3a-Antagonisten & Thrombin-Inhibitor

Obwohl diese OPS-Schlüssel auch 2020 weder gruppierungs- noch splitrelevant sind, sollte der Medikamentengebrauch trotzdem sorgfältig dokumentiert werden. So kann eine Fallsammlung entstehen, mit deren Hilfe das InEK signifikante Mehrkosten ermitteln kann und diese vielleicht zukünftig erlösrelevant umsetzen kann. Bei einer thrombolytischen Wirkung können weiterhin die oben aufgelisteten Prozeduren-Kodes zur Lyse zusätzlich zur Dosisangabe verwendet werden.

Es wird die tatsächlich verabreichte Dosis verschlüsselt werden. Da die Dosierung jeweils standardisiert ist, kann man den richtigen Schlüssel leicht anhand des Wirkstoffgehalts pro Verbrauchseinheit ausrechnen. Nur wenn eine Verbrauchseinheit nicht komplett verabreicht wurde, muss man die genaue Dosierung ermitteln [DKR P005].

Zur Auswahl stehen folgende vier Wirkstoffe mit ihren Handelsnamen:

6-002.j- Tirofiban, parenteral (AGGRASTAT®)
6-002.k- Eptifibatid, parenteral (Integrilin®)
6-002.m- Abciximab, parenteral (ReoPro®)
6-002.n- Bivalirudin, parenteral (Angiox®)

Tirofiban – AGGRASTAT®
6-002.j Tirofiban, parenteral
    .j0 1,50 mg bis unter 3,00 mg
    .j1 3,00 mg bis unter 6,25 mg
    .j2 6,25 mg bis unter 12,50 mg
    .j3 12,50 mg bis unter 18,75 mg
    .j4 18,75 mg bis unter 25,00 mg
    .j5 25,00 mg bis unter 31,25 mg
    .j6 31,25 mg bis unter 37,50 mg
    .j7 37,50 mg bis unter 50,00 mg
    .j8 50,00 mg bis unter 62,50 mg
    .j9 62,50 mg bis unter 75,00 mg
    .ja 75,00 mg oder mehr

Eptifibatid – Integrilin®
6-002.k Eptifibatid, parenteral
    .k0 30 mg bis unter 75 mg

.k1 75 mg bis unter 150 mg
.k2 150 mg bis unter 225 mg
.k3 225 mg bis unter 300 mg
.k4 300 mg bis unter 375 mg
.k5 375 mg bis unter 450 mg
.k6 450 mg bis unter 525 mg
.k7 525 mg bis unter 600 mg
.k8 600 mg bis unter 675 mg
.k9 675 mg bis unter 750 mg
.ka 750 mg bis unter 825 mg
.kb 825 mg bis unter 900 mg
.kc 900 mg bis unter 975 mg
.kd 975 mg bis unter 1.050 mg
.ke 1.050 mg bis unter 1.125 mg
.kf 1.125 mg bis unter 1.200 mg
.kg 1.200 mg oder mehr

Abciximab – ReoPro®

6-002.m Abciximab, parenteral
.m0 5 mg bis unter 10 mg
.m1 10 mg bis unter 15 mg
.m2 15 mg bis unter 20 mg
.m3 20 mg bis unter 25 mg
.m4 25 mg bis unter 30 mg
.m5 30 mg bis unter 35 mg
.m6 35 mg bis unter 40 mg
.m7 40 mg bis unter 45 mg
.m8 45 mg bis unter 50 mg
.m9 50 mg oder mehr

Bivalirudin – Angiox®

6-002.n Bivalirudin, parenteral
.n0 125 mg bis unter 250 mg
.n1 250 mg bis unter 350 mg
.n2 350 mg bis unter 450 mg

.n3 450 mg bis unter 550 mg
.n4 550 mg bis unter 650 mg
.n5 650 mg bis unter 750 mg
.n6 750 mg bis unter 850 mg
.n7 850 mg oder mehr

2.3.6 Postinfarkt-Angina

Bei Vorliegen einer Postinfarkt-Angina ist sie mit dem Kode für die instabile Angina pectoris (I20.0) als Nebendiagnose zusätzlich zum Myokardinfarkt zu verschlüsseln [DKR 0901].

2.3.7 Postinfarkt-Syndrom

Soll ein Dressler-Syndrom oder ein Postmyokardinfarkt-Syndrom dokumentiert werden, so wird der Schlüssel I24.1 verwendet.

2.3.8 Rezidivierender Myokardinfarkt

Ein Myokardinfarkt, der innerhalb von 28 Tagen nach einem vorherigen Infarkt auftritt, wird mittels I22.- „Rezidivierender Myokardinfarkt" verschlüsselt [DKR 0901]. Ereignet sich der zweite Myokardinfarkt während des ersten stationären Aufenthaltes, so wird er als Nebendiagnose zusätzlich zum ersten Myokardinfarkt verschlüsselt. Diesen Kode gibt es hauptsächlich deshalb, weil – wie zuvor erwähnt – der ICD-10 Kode für den aktuellen Myokardinfarkt bis 28 Tage nach Schmerzereignis benutzt werden kann [DKR 0901] und somit ohne die I22 unklar wäre, ob bei einem zweiten Fall innerhalb der 28 Tage noch der alte Infarkt gemeint ist, oder ein neuer.

Wird deshalb ein weiterer stationärer Aufenthalt veranlasst, wird er zur Hauptdiagnose, den ersten Myokardinfarkt kodiert man in diesem Fall nicht mehr.

ICD:

I22.0   *Rezidivierender Myokardinfarkt der Vorderwand*
I22.1   *Rezidivierender Myokardinfarkt der Hinterwand*
I22.8   *Rezidivierender Myokardinfarkt an sonstigen Lokalisationen*

2.3.9 Alter Myokardinfarkt

Handelt es sich um einen Myokardinfarkt, dessen Schmerzereignis vor mehr als 28 Tagen stattfand, so wird dieser mit einem Kode aus der Gruppe I25.2- verschlüsselt [DKR 0901]. Es handelt sich hier lediglich um eine anamnestische Diagnose, die sonst üblicherweise mit einem Z-Kode verschlüsselt würde. Gemäß der DKR D003 muss streng geprüft werden, ob überhaupt eine Beeinflussung des Patientenmanagements stattfand. Deswegen lautet die Beschreibung auch explizit: „Abgeheilter Myokardinfarkt; Zustand nach Myokardinfarkt, der durch EKG oder andere spezielle Untersuchungen diagnostiziert wurde, aber gegenwärtig symptomlos ist".

Wird ein Patient jedoch zur Behandlung eines Myokardinfarktes stationär aufgenommen, der mehr als 28 Tage zurückliegt, wird der Myokardinfarkt in diesem Fall mittels I25.8 verschlüsselt. Die Beschreibung dieses Kodes lautet explizit: „Jeder Zustand unter I21–I22 und I24.-, als chronisch bezeichnet oder mit Angabe einer Dauer von mehr als vier Wochen (mehr als 28 Tagen) nach dem Eintritt". (I21/22/24 sind (s. o.) akute bzw. rezidivierende Infarkte und deren Komplikationen.)

ICD:
I25.20 *Alter Myokardinfarkt, 29 Tage bis unter 4 Monate zurückliegend*
I25.21 *Alter Myokardinfarkt, 4 Monate bis unter 1 Jahr zurückliegend*
I25.22 *Alter Myokardinfarkt, 1 Jahr und länger zurückliegend*
I25.8   *Sonstige Formen der chronischen ischämischen Herzkrankheit (Alter Myokardinfarkt, 29 Tage und länger zurückliegend bei Aufnahme zur Behandlung desselben)*

2.3.10 Ausschluss Myokardinfarkt

Wurde ein Patient initial unter dem Verdacht eines akuten Myokardinfarktes aufgenommen, kann aber kein erhöhtes Troponin nachgewiesen werden, so wird als Hauptdiagnose das Symptom (z. B. der Brustschmerz, R07.-) bzw. die zugrunde liegende Krankheit/Symptomatik (iAP, I20.0) verschlüsselt. Zusätzlich wird mittels Z-Kode (Z03.4) dokumentiert, dass der Patient mit V. a. akuten Myokardinfarkt primär stationär aufgenommen wurde.

Nur in dem Fall, dass überhaupt kein Symptom vorlag und der Patient direkt mit V. a. auf einen Myokardinfarkt eingewiesen wurde, darf der Z-Kode Z03.4 auch als Hauptdiagnose verwendet werden.

2.3.11 Beispielfälle akuter Myokardinfarkt

Grund der Aufnahme	Hauptdiagnose	Nebendiagnose	Prozedur	DRG
Akuter Myokardinfarkt	I21.- bis 28 Tage nach Schmerzereignis	I25.1-		F60-
Akuter Myokardinfarkt während stationärem Aufenthaltes bei iAP entwickelt	I21.-	I25.1-		F60-
Akuter Myokardinfarkt während stationärem Aufenthaltes bei iAP entwickelt	I21.-	I25.1-		F60-
Akuter Myokardinfarkt mit Hämoperikard	I21.-	I23.0-		F60-
Akuter Myokardinfarkt mit Postinfarkt-Angina	I21.-	I20.0, I25.1-		F60-

Grund der Aufnahme	Hauptdiagnose	Nebendiagnose	Prozedur	DRG
Zweiter Myokardinfarkt innerhalb von 28 Tagen bei gleichem stationärem Aufenthalt	I21.-	I22.--, I25.1-		F60-
Zweiter Myokardinfarkt innerhalb von 28 Tagen bei weiterem st. Aufenthalt	I22.-	I25.1-		F60-
Pat. wird mehr als 28 Tage nach Schmerzereignis zur Behandlung seines Myokardinfarktes aufgenommen	I25.8	I25.1-		F66-
Aufnahme mit V. a. akuten Myokardinfarkt ohne Symptome	Z03.4			F74Z

ICD:

I20.0   Instabile Angina pectoris
I21.-   Akuter Myokardinfarkt
I22.-   Rezidivierender Myokardinfarkt
I23.0   Hämoperikard als akute Komplikation nach akutem Myokardinfarkt
I25.1-   Atherosklerotische Herzkrankheit
Z03.4   Beobachtung bei Verdacht auf Herzinfarkt

DRG

F60-   Akuter Myokardinfarkt ohne invasive kardiologische Diagnostik
F66-   Koronararteriosklerose
F74Z   Thoraxschmerz

2.3.12 Isolierte Erhöhung der Nekrosemarker (Troponin)

Gelegentlich sind erhöhte kardiale Nekrosemarker der einzige Hinweis auf das Vorliegen einer myokardialen Schädigung. Das kann zum Beispiel ein Zufallsbefund sein, oder auch ein in der Folge Koronarintervention auftreten. Falls keine begleitenden, Ischämie-typischen EKG Veränderungen oder Angina pectoris (Äquivalente) vorliegen, verbietet sich die Verschlüsselung eines Myokardinfarktes. Stattdessen verwendet man den Schlüssel I25.6 „stumme Myokardischämie". Der Gebrauch dieses Kodes führt in keine Myokardinfarkt-DRG, sondern nur in KHK-DRGs.

2.4 Lungenembolie

2.4.1 Kodierung der Lungenembolie allgemein

Die Verschlüsselung der Lungenembolie ist unkompliziert. Es gibt nur zwei mögliche Schlüssel:

ICD:

I26.0 *Lungenembolie mit Angabe eines akuten Cor pulmonale*

I26.9 *Lungenembolie ohne Angabe eines akuten Cor pulmonale*

Ausnahmen hierfür bildet nur die Lungenembolie als Komplikation bei Abort, Extrauteringravidität oder Molenschwangerschaft (O00-O07, O08.2) bzw. als Komplikation bei Schwangerschaft, Geburt oder Wochenbett (O88.-).

Auch klinische Verläufe einer Fett- oder Luftembolie führen in die DRG E64A, getriggert durch die Hauptdiagnosen

T79.0 *Luftembolie (traumatisch)*
T79.1 *Fettembolie (traumatisch)*
T80.0 *Luftembolie nach Infus/Transfus/Injekt zu therap. Zwecken*

Erst das Hinzukommen weiterer Prozeduren führt ggf. zur Triggerung in eine andere DRG.

Aktuelle Definitionen und Empfehlungen zur Lungenembolie finden sich hier: „2019 ESC Guidelines on the diagnosis and management of acute pulmonary embolism developed in collaboration with the European Respiratory Society (ERS)". Eur Heart J, 2019(00), 1—61.

Weitere Informationen: S2k-Leitlinie „Diagnostik und Therapie der Venenthrombose und der Lungenembolie", AWMF Register 065/002, Oktober 2015.

2.4.2 Lungenembolie bei tiefer Beinvenenthrombose

Auch wenn man eine der Lungenembolie zugrunde liegende tiefe Beinvenenthrombose (TVT) diagnostiziert und behandelt wurde, bleibt die Lungenembolie die Hauptdiagnose, sofern Sie den höheren Ressourcenaufwand bedingt, und da sie einerseits die stationäre Aufnahme bedingt und andererseits kein Symptom ist, sondern eine eigenständige Erkrankung, die auch als solche kodiert wird [DKR D002f, MDK 66, FoKA I-007]. Voraussetzung ist, dass die Lungenembolie bei Aufnahme schon bestand, auch wenn sie zu diesem Zeitpunkt noch nicht diagnostiziert war.

ICD: I80.-

I80.1 *Thrombose, Phlebitis und Thrombophlebitis der V. femoralis*

I80.2- *Thrombose, Phlebitis und Thrombophlebitis sonstiger Gefäße der unteren Extremität:*

I80.20 *Thrombose, Phlebitis und Thrombophlebitis der Beckenvenen*

I80.28 *Thrombose, Phlebitis und Thrombophlebitis sonstiger tiefer Gefäße der unteren Extremitäten.*

2.5 Vergiftungen

Bei der Kodierung von Vergiftungsfällen sollte grundsätzlich die zugrunde liegende Substanz bekannt sein, da ansonsten nur der Kode

T65.9   Toxische Wirkung einer nicht näher bezeichneten Substanz

kodiert werden kann. Ansonsten wird unterschieden, ob es sich um einen Wirkstoff aus dem medizinischen Gebiet (T36–T50) oder um eine „vorwiegend nicht medizinische verwendete" Substanz (T51–T65) handelt.

2.5.1 Arzneimittel, Drogen und biologisch aktive Substanzen

In dieser Gruppe handelt es sich entweder um die irrtümliche Verabreichung der falschen Substanz oder um eine Überdosierung eines Medikamentes. Unerwünschte Nebenwirkungen bei ordnungsgemäßer Verabreichung werden nicht als Vergiftung kodiert, sondern nur nach der Art der aufgetretenen Nebenwirkung.

Kode	Bezeichnung
T36.-	**Vergiftung durch systemisch wirkende Antibiotika**
T36.0	Penizilline
T36.1	Cephalosporine und andere Beta-Laktam-Antibiotika
T36.2	Chloramphenicol-Gruppe
T36.3	Makrolide
T36.4	Tetrazykline
T36.5	Aminoglykoside, Streptomycin
T36.6	Rifamycine
T36.7	Antimykotika bei systemischer Anwendung
T36.8	Sonstige systemisch wirkende Antibiotika
T36.9	Systemisch wirkendes Antibiotikum, nicht näher bez.

Kode	Bezeichnung
T37.-	**Vergiftung durch sonstige systemisch wirkende Antiinfektiva und Antiparasitika**
T37.0	Sulfonamide
T37.1	Antimykobakterielle Arzneimittel
T37.2	Antimalariamittel und Arzneimittel gegen andere Blutprotozoen
T37.3	Sonstige Antiprotozoika
T37.4	Anthelminthika
T37.5	Virostatika
T37.8	Sonstige näher bez. systemisch wirkende Antiinfektiva und Antiparasitika, Hydroxychinolin-Derivate
T37.9	Systemisch wirkendes Antiinfektivum und Antiparasitikum, nicht näher bez.
T38.-	**Vergiftung durch Hormone und deren synthetische Ersatzstoffe und Antagonisten, anderenorts nicht klassifiziert**
T38.0	Glukokortikoide und synthetische Analoga
T38.1	Schilddrüsenhormone und Ersatzstoffe
T38.2	Thyreostatika
T38.3	Insulin und orale blutzuckersenkende Arzneimittel [Antidiabetika]
T38.4	Orale Kontrazeptiva, Mono- und Kombinationspräparate
T38.5	Sonstige Östrogene und Gestagene, Mixturen und Ersatzstoffe
T38.6	Antigonadotropine, Antiöstrogene und Antiandrogene, anderenorts nicht klassifiziert, Tamoxifen
T38.7	Androgene und verwandte Anabolika
T38.8	Sonstige und nicht näher bez. Hormone und synthetische Ersatzstoffe, Hypophysenvorderlappenhormone, Adenohypophysenhormone
T38.9	Sonstige und nicht näher bez. Hormon-Antagonisten

Kode	Bezeichnung
T39.-	**Vergiftung durch nichtopioidhaltige Analgetika, Antipyretika und Antirheumatika**
T39.0	Salizylate
T39.1	4-Aminophenol-Derivate
T39.2	Pyrazolon-Derivate
T39.3	Sonstige nichtsteroidale Antiphlogistika [NSAID]
T39.4	Antirheumatika, anderenorts nicht klassifiziert
T39.8	Sonstige nichtopioidhaltige Analgetika und Antipyretika, anderenorts nicht klassifiziert
T39.9	Vergiftung durch nichtopioidhaltige Analgetika, Antipyretika und Antirheumatika, nicht näher bez.
T40.-	**Vergiftung durch Betäubungsmittel und Psychodysleptika [Halluzinogene]**
T40.0	Vergiftung durch Opium
T40.1	Vergiftung durch Heroin
T40.2	Vergiftung durch sonstige Opioide, Kodein, Morphin
T40.3	Vergiftung durch Methadon
T40.4	Vergiftung durch sonstige synthetische Betäubungsmittel, Pethidin
T40.5	Vergiftung durch Kokain
T40.6	Vergiftung durch sonstige und nicht näher bez. Betäubungsmittel
T40.7	Vergiftung durch Cannabis (-Derivate)
T40.8	Vergiftung durch Lysergid [LSD]
T40.9	Sonstige und nicht näher bez. Psychodysleptika [Halluzinogene], Mescalin, Psilocin, Psilocybin
T41.-	**Vergiftung durch Anästhetika und therapeutische Gase**
T41.0	Inhalationsanästhetika
T41.1	Intravenöse Anästhetika, Thiobarbiturate
T41.2	Sonstige und nicht näher bez. Allgemeinanästhetika

Kode	Bezeichnung
T41.3	Lokalanästhetika
T41.4	Anästhetikum, nicht näher bez.
T41.5	Therapeutische Gase, Kohlendioxid, Sauerstoff
T42.-	**Vergiftung durch Antiepileptika, Sedativa, Hypnotika und Antiparkinsonmittel**
T42.0	Hydantoin-Derivate
T42.1	Iminostilbene, Carbamazepin
T42.2	Succinimide und Oxazolidine
T42.3	Barbiturate
T42.4	Benzodiazepine
T42.5	Gemischte Antiepileptika, anderenorts nicht klassifiziert
T42.6	Sonstige Antiepileptika, Sedativa und Hypnotika, Methaqualon, Valproinsäure
T42.7	Antiepileptika, Sedativa und Hypnotika, nicht näher bez., Schlafmittel, Schlaftabletten, Schlaftrunk
T42.8	Antiparkinsonmittel und andere zentral wirkende Muskelrelaxanzien, Amantadin
T43.-	**Vergiftung durch psychotrope Substanzen, anderenorts nicht klassifiziert**
T43.0	Tri- und tetrazyklische Antidepressiva
T43.1	Monoaminooxidase-hemmende Antidepressiva
T43.2	Sonstige und nicht näher bez. Antidepressiva
T43.3	Antipsychotika und Neuroleptika auf Phenothiazin-Basis
T43.4	Neuroleptika auf Butyrophenon- und Thioxanthen-Basis
T43.5	Sonstige und nicht näher bez. Antipsychotika und Neuroleptika
T43.6	Psychostimulanzien mit Missbrauchspotential
T43.8	Sonstige psychotrope Substanzen, anderenorts nicht klassifiziert
T43.9	Psychotrope Substanz, nicht näher bez.

Kode	Bezeichnung
T44.-	**Vergiftung durch primär auf das autonome Nervensystem wirkende Arzneimittel**
T44.0	Cholinesterase-Hemmer
T44.1	Sonstige Parasympathomimetika [Cholinergika]
T44.2	Ganglienblocker, anderenorts nicht klassifiziert
T44.3	Sonstige Parasympatholytika [Anticholinergika und Antimuskarinika] und Spasmolytika, anderenorts nicht klassifiziert, Papaverin
T44.4	Vorwiegend Alpha-Rezeptoren-Stimulanzien, anderenorts nicht klassifiziert, Metaraminol
T44.5	Vorwiegend Beta-Rezeptoren-Stimulanzien, anderenorts nicht klassifiziert
T44.6	Alpha-Rezeptorenblocker, anderenorts nicht klassifiziert
T44.7	Beta-Rezeptorenblocker, anderenorts nicht klassifiziert
T44.8	Zentral wirkende und adrenerge Neuronenblocker, anderenorts nicht klassifiziert
T44.9	Sonstige und nicht näher bez., primär auf das autonome Nervensystem wirkende Arzneimittel, Kombinierte Alpha- und Beta-Rezeptoren-Stimulanzien
T45.-	**Vergiftung durch primär systemisch und auf das Blut wirkende Mittel, anderenorts nicht klassifiziert**
T45.0	Antiallergika und Antiemetika
T45.1	Antineoplastika und Immunsuppressiva, Antineoplastische Antibiotika, Cytarabin
T45.2	Vitamine, anderenorts nicht klassifiziert
T45.3	Enzyme, anderenorts nicht klassifiziert
T45.4	Eisen und dessen Verbindungen
T45.5	Antikoagulanzien
T45.6	Fibrinolytika und Fibrinolyse-Hemmer
T45.7	Antikoagulanzien-Antagonisten, Vitamin K und sonstige Koagulanzien

Kode	Bezeichnung
T45.8	Sonstige primär systemisch und auf das Blut wirkende Mittel, anderenorts nicht klassifiziert, Blut und Blutprodukte, Leberextrakte und sonstige Antianämika, Plasmaersatzmittel
T45.9	Primär systemisch und auf das Blut wirkendes Mittel, nicht näher bez.
T46.-	**Vergiftung durch primär auf das Herz-Kreislaufsystem wirkende Mittel**
T46.0	Herzglykoside und Arzneimittel mit ähnlicher Wirkung
T46.1	Kalziumantagonisten
T46.2	Sonstige Antiarrhythmika, anderenorts nicht klassifiziert
T46.3	Koronardilatatoren, anderenorts nicht klassifiziert, Dipyridamol
T46.4	Angiotensin-Konversionsenzym-Hemmer [ACE-Hemmer]
T46.5	Sonstige Antihypertensiva, anderenorts nicht klassifiziert, Clonidin, Guanethidin, Rauwolfiaalkaloide
T46.6	Antihyperlipidämika und Arzneimittel gegen Arteriosklerose
T46.7	Periphere Vasodilatatoren, Nikotinsäure (-Derivate)
T46.8	Antivarikosa, einschließlich Verödungsmitteln
T46.9	Sonstige und nicht näher bez., primär auf das Herz-Kreislaufsystem wirkende Mittel
T47.-	**Vergiftung durch primär auf den Magen-Darmtrakt wirkende Mittel**
T47.0	Histamin-H 2-Rezeptorenblocker
T47.1	Sonstige Antazida und Magensekretionshemmer
T47.2	Stimulierende Laxanzien
T47.3	Salinische und osmotische Laxanzien
T47.4	Sonstige Laxanzien, Arzneimittel gegen Darmatonie
T47.5	Digestiva
T47.6	Antidiarrhoika
T47.7	Emetika

Kode	Bezeichnung
T47.8	Sonstige primär auf den Magen-Darmtrakt wirkende Mittel
T47.9	Primär auf den Magen-Darmtrakt wirkendes Arzneimittel, nicht näher bez.
T48.-	**Vergiftung durch primär auf die glatte Muskulatur, die Skelettmuskulatur und das Atmungssystem wirkende Mittel**
T48.0	Oxytozin [Ocytocin] und ähnlich wirkende Wehenmittel
T48.1	Muskelrelaxanzien [neuromuskuläre Blocker]
T48.2	Sonstige und nicht näher bez., primär auf die Muskulatur wirkende Mittel
T48.3	Antitussiva
T48.4	Expektoranzien
T48.5	Arzneimittel gegen Erkältungskrankheiten
T48.6	Antiasthmatika, anderenorts nicht klassifiziert, Salbutamol
T48.7	Sonstige und nicht näher bez., primär auf das Atmungssystem wirkende Mittel
T49.-	**Vergiftung durch primär auf Haut und Schleimhäute wirkende und in der Augen-, der Hals-Nasen-Ohren- und der Zahnheilkunde angewendete Mittel zur topischen Anwendung**
T49.0	Antimykotika, Antiinfektiva und Antiphlogistika zur lokalen Anwendung, anderenorts nicht klassifiziert
T49.1	Antipruriginosa
T49.2	Adstringenzien und Detergenzien zur lokalen Anwendung
T49.3	Hauterweichende [Emollienzien], hautpflegende [Demulzenzien] und hautschützende Mittel
T49.4	Keratolytika, Keratoplastika und sonstige Arzneimittel und Präparate zur Haarbehandlung
T49.5	Ophthalmika, Antiinfektiva zur Anwendung am Auge
T49.6	In der Hals-Nasen-Ohrenheilkunde angewendete Arzneimittel und Präparate, Antiinfektiva zur Anwendung an Ohr, Nase und Rachen

Kode	Bezeichnung
T49.7	Dentalpharmaka bei topischer Anwendung
T49.8	Sonstige Mittel zur topischen Anwendung, Spermizide
T49.9	Mittel zur topischen Anwendung, nicht näher bez.
T50.-	**Vergiftung durch Diuretika und sonstige und nicht näher bez. Arzneimittel, Drogen und biologisch aktive Substanzen**
T50.0	Mineralokortikoide und deren Antagonisten
T50.1	Schleifendiuretika [High-ceiling-Diuretika]
T50.2	Carboanhydrase-Hemmer, Benzothiadiazin-Derivate und andere Diuretika, Azetazolamid
T50.3	Auf den Elektrolyt-, Kalorien- und Wasserhaushalt wirkende Mittel, Salze zur oralen Rehydratation
T50.4	Auf den Harnsäurestoffwechsel wirkende Arzneimittel, Urikostatika, Urikosurika
T50.5	Appetitzügler
T50.6	Antidote und Chelatbildner, anderenorts nicht klassifiziert, Alkoholentwöhnungsmittel
T50.7	Analeptika und Opioid-Rezeptor-Antagonisten
T50.8	Diagnostika
T50.9	Sonstige und nicht näher bez. Arzneimittel, Drogen und biologisch aktive Substanzen

Arzneimittelreaktionen oder -vergiftungen beim Fetus und Neugeborenen werden mittels Kodes aus P00 bis P96 kodiert und sind hier nicht aufgeführt.

Intoxikationen im Sinne eines Rausches (F10–F19) oder der schädliche Gebrauch nicht abhängigkeitserzeugender Substanzen (F55-) werden mit Kodes aus dem Kapitel den psychische und Verhaltensstörungen verschlüsselt.

Liste der psychotropen Substanzen (an vierter Stelle wird das aktuelle Stadium kodiert):

F10.- Psychische und Verhaltensstörungen durch Alkohol

F11.-	Psychische und Verhaltensstörungen durch Opioide
F12.-	Psychische und Verhaltensstörungen durch Cannabinoide
F13.-	Psychische und Verhaltensstörungen durch Sedativa oder Hypnotika
F14.-	Psychische und Verhaltensstörungen durch Kokain
F15.-	Psychische und Verhaltensstörungen durch andere Stimulanzien, einschließlich Koffein
F16.-	Psychische und Verhaltensstörungen durch Halluzinogene
F17.-	Psychische und Verhaltensstörungen durch Tabak
F18.-	Psychische und Verhaltensstörungen durch flüchtige Lösungsmittel
F19.-	Psychische und Verhaltensstörungen durch multiplen Substanzgebrauch und psychotroper Substanzen

4. Stelle:

- .0 Akute Intoxikation [akuter Rausch]
- .1 Schädlicher Gebrauch
- .2 Abhängigkeitssyndrom
- .3 Entzugssyndrom
- .4 Entzugssyndrom mit Delir
- .5 Psychotische Störung
- .6 Amnestisches Syndrom
- .7 Restzustand und verzögert auftretende psychotische Störung
- .8 Sonstige psychische und Verhaltensstörungen
- .9 Nicht näher bezeichnete psychische und Verhaltensstörung

Liste der nicht abhängigkeitserzeugenden Substanzen:

F55.0	Antidepressiva
F55.1	Laxanzien
F55.2	Analgetika
F55.3	Antazida
F55.4	Vitamine
F55.5	Steroide und Hormone
F55.6	Pflanzen oder Naturheilmittel
F55.8	Sonstige Substanzen
F55.9	Nicht näher bezeichnete Substanz

2.5.2 Prozeduren im Zusammenhang mit Vergiftungen und Überdosierungen

Es stehen hauptsächlich Kodes für Blutwäscheverfahren sowie Leberersatztherapie zu Verfügung (siehe Kapitel Prozeduren – Dialysen).

Weiterhin gibt es den Kode

8-120   Magenspülung

sowie Kodes für die therapeutische Spülung von Organen und Körperhöhlen im Kapitel 8-17.

2.6   Blutung, Antikoagulation, Thrombose

2.6.1 Blutungen und Blutungsneigungen

Blutungen werden mit der Lokalisation kodiert, wenn die Blutung nicht schon in einem anderen Diagnosekode abgebildet ist (Beispiel: hämorrhagische Gastritis). Vor allem im GI-Trakt gibt es zahlreiche Kodes „mit Blutung". Dort stehen für alle weiteren Situationen ergänzend die Kodes für obere und untere GI-Blutung zur Verfügung (siehe Tabelle).

Sollte im ICD-10 keine Lokalisation für die Blutung vorhanden sein kann der Kode

R58   Blutung, andernorts nicht klassifiziert

verwendet werden.

Eine Blutungsneigung selbst ist nicht kodierbar. Ausnahme: bei Antikoagulation, siehe Tabelle.

Kode	Bezeichnung
Blutungen Atemwege	
R04.0	Nasenbluten, Epistaxis
R04.1	Blutung aus dem Rachen

Kode	Bezeichnung
R04.2	Hämoptoe, Bluthusten, Blut im Sputum
R04.8	Blutung aus sonstigen Lokalisationen in den Atemwegen, Lungenblutung
GI-Blutungen	
I85.0	Ösophagusvarizen mit Blutung
I98.3*	Ösophagus- und Magenvarizen bei anderenorts klassifizierten Krankheiten mit Blutung [zusätzlich Ursache, z. B. Leberkrankheiten K70-K71†, K74.-† als Kreuzdiagnose]
K22.81	Ösophagusblutung
J95.0	Blutung aus dem Tracheostoma
K22.6	Mallory-Weiss-Syndrom
K25.0	Akutes Ulcus ventriculi mit Blutung
K25.2	Akutes Ulcus ventriculi mit Blutung und Perforation
K26.0	Akutes Ulcus duodeni mit Blutung
K26.2	Akutes Ulcus duodeni mit Blutung und Perforation
K27.0	Akutes Ulcus pepticum mit Blutung
K27.2	Akutes Ulcus pepticum mit Blutung und Perforation
K29.0	Akute hämorrhagische Gastritis
K31.82	Angiodysplasie des Magens und des Duodenums mit Blutung
K55.32	Angiodysplasie des Dünndarmes mit Blutung
K55.22	Angiodysplasie des Kolons mit Blutung
K57.31	Divertikulose des Dickdarmes ohne Perforation oder Abszess mit Blutung
K57.33	Divertikulitis des Dickdarmes ohne Perforation oder Abszess mit Blutung
K57.21	Divertikulose des Dickdarmes mit Perforation und Abszess mit Blutung

Kode	Bezeichnung
K57.23	Divertikulitis des Dickdarmes mit Perforation und Abszess mit Blutung
K62.5	Hämorrhagie des Anus und des Rektums
K92.0	Hämatemesis
K92.1	Meläna [nicht: okkultes Blut im Stuhl!]
K92.2	GI-Blutung, nicht näher bez.
ZNS-Blutungen	
G95.10	Nichttraumatische spinale Blutung, Hämatomyelie
G97.82	Postoperative epidurale spinale Blutung
G97.83	Postoperative subdurale spinale Blutung
G97.84	Postoperative subarachnoidale spinale Blutung
I60.-	SAB (letzte Ziffer: Lokalisation)
I61.-	Intrazerebral (letzte Ziffer: Lokalisation)
I62.0-	Subdural nicht traumatisch (letzte Ziffer: akut – subakut – chronisch)
I62.1	extradural nichttraumatisch
S06.4	Epidural traumatisch
S06.5	Subdural traumatisch
S06.6	SAB traumatisch
H11.3	Blutung der Konjunktiva
H35.6	Netzhautblutung
Blutung durch Gerinnungsstörung	
D68.33	Hämorrhagische Diathese durch **Cumarine** (Vitamin-K-Antagonisten) Blutung bei Dauertherapie mit Cumarinen (Vitamin-K-Antagonisten)
D68.34	Hämorrhagische Diathese durch **Heparine** Blutung bei Dauertherapie mit Heparinen

Kode	Bezeichnung
D68.35	Hämorrhagische Diathese durch sonstige Antikoagulanzien Hämorrhagische Diathese durch **selektive Faktor-Xa-Hemmer** (z.B. Fondaparinux, Apixaban, Rivaroxaban, Edoxaban) Hämorrhagische Diathese durch **Thrombin (Faktor IIa)-Hemmer** (z.B. Dabigatran, Lepirudin, Desirudin, Bivariludin) Blutung bei Dauertherapie mit sonstigen Antikoagulanzien
D69.80	Hämorrhagische Diathese durch Thrombozytenaggregationshemmer Blutung bei Dauertherapie mit Thrombozytenaggregationshemmern
D68.31	Hämorrhagische Diathese durch Vermehrung von Antikörpern gegen Faktor VIIIa, Hemmkörperhämophilie gegen Faktor VIIIa
D68.32	Hämorrhagische Diathese durch Vermehrung von Antikörpern gegen sonstige Gerinnungsfaktoren, Hemmkörperhämophilie gegen sonstige Faktoren Vermehrung von: • Anti-IXa • Anti-Xa • Anti-Xia • Antikörpern gegen Von-Willebrand-Faktor
D68.38	Sonstige hämorrhagische Diathese durch sonstige und nicht näher bez. Antikörper
D68.4	Erworbener Faktorenmangel (z. B. Leberinsuffizienz)
D68.9	Koagulopathie, nicht näher bez.
D68.8	Sonstige näher bez. Koagulopathie
D65.1	Verbrauchskoagulopathie/DIC
D65.2	Erworbene Fibrinolyseblutung
Sonstige Blutung	
I77.2	Arterielle Arrosionsblutung
I83.9	Varizenblutung der Extremitäten
R58	Blutung, andernorts nicht klassifiziert

Kode	Bezeichnung
D62	Akute Blutungsanämie
T81.0	Blutung und Hämatom als Komplikation eines Eingriffes, anderenorts nicht klassifiziert, Blutung jeder Lokalisation als Folge eines Eingriffs
T82.8	ZVK-Blutung
M82.8-	Nichttraumatisches Muskelhämatom

2.6.2 Thrombose und Embolie

Für die Lokalisation der Thrombosen existieren einige Kodes. 2012 wurden fehlende Thrombose- und Emboliekodes durch das DIMDI ergänzt. Die zusätzliche Kodierung der Lungenarterienembolie bei Thrombose darf nicht vergessen werden. Die Kodierung der Thrombophilien wurde 2010 deutlich verbessert und ist unter 2.6.3 erklärt.

Für Thrombosen in Schwangerschaft, Geburt und Wochenbett gibt es eigene Kodes, die hier nicht aufgeführt sind.

Kodes	Bezeichnung
Herz und Lunge	
I23.6	Thrombose des Vorhofes, des Herzohres oder der Kammer als akute Komplikation nach akutem Myokardinfarkt
I24.0	Koronarthrombose ohne nachfolgenden Myokardinfarkt
I51.3	Intrakardiale Thrombose, anderenorts nicht klassifiziert
I26.0	Lungenarterienembolie mit Cor pulmonale, massiv, fulminant
I26.9	Lungenarterienembolie ohne Cor pulmonale, nicht massiv
Arterien	
I74.0	Embolie und Thrombose der Aorta abdominalis
I74.1	Embolie und Thrombose sonstiger Abschnitte der Aorta
I74.2	Embolie und Thrombose der Arterien der oberen Extremitäten

Kodes	Bezeichnung
I74.3	Embolie und Thrombose der Arterien der unteren Extremitäten
I74.5	Embolie und Thrombose der A. iliaca
I74.8	Embolie und Thrombose sonstiger Arterien
Thrombose, Phlebitis und Thrombophlebitis Venen der Extremitäten	
I80.0	Oberflächliche Gefäße der unteren Extremitäten (nicht Varizen!)
I80.1	V. femoralis
I80.20	Beckenvenen
I80.28	sonstige tiefe Gefäße der unteren Extremitäten
I80.3	Untere Extremität, n. n. b.
I80.80	Oberflächliche Gefäße der oberen Extremitäten, V. basilica, V. cephalica
I80.81	Tiefe Gefäße der oberen Extremitäten, V. axillaris, V. subclavia
I80.88	sonstige Lokalisationen
Thrombose/Embolie zentrale Venen	
I81	Pfortaderthrombose
K55.0	Mesenterialvenenthrombose
I82.0	Lebervenenthrombose, Budd-Chiari Syndrom
I82.2	V. cava inferior bzw. superior
I82.3	Nierenvenenthrombose
I82.80	Milzvenenthrombose
I82.81	Jugularisvenenthrombose
I82.88	Thrombose sonst. Venen
ZNS	
G95.18	Arterielle Thrombose des Rückenmarkes
I63.0	Hirninfarkt durch Thrombose **prä**zerebraler Arterien (A. basilaris, A. carotis und A. vertebralis)
I63.1	Hirninfarkt durch Embolie **prä**zerebraler Arterien (A. basilaris, A. carotis und A. vertebralis)

Kodes	Bezeichnung
I63.3	Hirninfarkt durch Thrombose zerebraler Arterien (A. cerebri media, A. cerebri anterior, A. cerebri posterior und Aa. Cerebelli)
I63.4	Hirninfarkt durch Embolie zerebraler Arterien (A. cerebri media, A. cerebri anterior, A. cerebri posterior und Aa. Cerebelli)
I63.6	Hirninfarkt durch Thrombose der Hirnvenen, nichteitrig
I67.6	Sinusvenenthrombose, Thrombose sonstiger intracranieller Venen
Sonstige	
D68.6	Antiphospholipidsyndrom
T82.8	Thrombose Port, ZVK
I82.9	Thrombose o. n. A.

2.6.3 Thrombophilie und Antikoagulation

Die Thrombophilien sind seit 2010 spezifisch im ICD-10 kodierbar:

D68.5 *Primäre Thrombophilie*:
 Mangel:
 - Antithrombin
 - Protein C
 - Protein S

 Prothrombin-Gen-Mutation
 Resistenz gegen aktiviertes Protein C [Faktor-V-Leiden-Mutation]

D68.6 Sonstige Thrombophilien
 Antikardiolipin-Syndrom
 Antiphospholipid-Syndrom
 Vorhandensein des Lupus-Antikoagulans
 Exkl.:
 - Disseminierte intravasale Gerinnung (D65)
 - Hyperhomocysteinämie (E72.1)

Siehe MDK-Empfehlung Nr. 73 für erworbenen AT3-Mangel und Nr. 185 für Resistenz gegen aktiviertes Protein.

Die Hyperhomozyteinämie ist kodierbar mit
E72.1   *Homozysteinurie*

Die Ziffer I82.9 Thrombose o. n. A. ist für die reine Thromboseneigung nicht geeignet, auch wenn manche Diagnosekataloge diese Ziffer empfehlen.

Eine Antikoagulation (Neueinstellung, Wiedereinstellung usw.) und eine Thrombozytenaggregationshemmung ohne das Vorhandensein einer Blutung sind nicht als Prozedur, sondern mit der Diagnose

Z92.1   *Dauertherapie (gegenwärtig) mit Antikoagulanzien in der Eigenanamnese*
Z92.2   *Dauertherapie (gegenwärtig) mit anderen Arzneimitteln in der Eigenanamnese*

zu kodieren. Dabei beschreibt der Kode Z92.1 die Blutverdünnung mit Cumarinen, Heparinen, selektiven Faktor-Xa-Hemmern, Thrombin(Faktor IIa)-Hemmern und sonstigen Antikoagulanzien. Der Kode Z92.2 steht für ASS und andere Thrombozytenaggregationshemmer. Damit ist die in MDK-Empfehlung NR. 158 formulierte Einschränkung gegenstandslos

Gleichzeitig kann die zur Antikoagulation führende Erkrankung zusätzlich kodiert werden, es ist kein weiterer Aufwand erforderlich (Beispiele: Vorhofflimmern, Thrombosen). Dies gilt auch für die Gabe von Thrombozytenaggregationshemmern [MDK 157, 158].

Tritt jedoch unter der Antikoagulation eine Blutung auf, wird diese mit der möglichst genauen Ursache und/oder dem Ort der Blutung (z. B. Magenulkus mit Blutung) und der zusätzlichen Ziffer aus

D68.3-   *Hämorrhagische Diathese durch Antikoagulanzien und Antikörper*

kodiert. Siehe MDK-Empfehlungen Nr. 23, 114, 274 und 326 sowie FoKA Z002. Die zusätzliche Kodierung von D68.4 ist nicht zulässig.

Bei stationärer Aufnahme wegen einer Antikoagulanzienblutung wurde in den DKR 2016 eine Klarstellung aufgenommen, auch um widersprüchliche Gerichtsurteile zu diesem Thema (z.B. LSG Hessen L8 KR 128/13 vom 21.8.2014) zu beseitigen. Demnach ist nach DKR 1917o immer die Blutung die Hauptdiagnose, ein Kode aus D68.3- sowie optional der Kode Y57.9 sind Nebendiagnosen.

2.6.4 Weitere erworbene Gerinnungsstörungen

Folgende weitere Kodes stehen neben den Medikamenten- und Antikörperbedingten Koagulopathien für die Verschlüsselung erworbener Gerinnungsstörungen zur Verfügung:

Liste der erworbenen Gerinnungsstörungen

Kode	Bezeichnung	Bemerkung
D65	Disseminierte intravasale Gerinnung [Defibrinationssyndrom]	Inkl.: Purpura fulminans
D65.0	Erworbene Afibrinogenämie	
D65.1	Disseminierte intravasale Gerinnung [DIG, DIC] Verbrauchskoagulopathie	In der Regel temporär, da mit Überwindung der Sepsis auch die Gerinnungsstörung behoben ist.
D65.2	Erworbene Fibrinolyseblutung Purpura fibrinolytica	
D65.9	Defibrinationssyndrom, nicht näher bezeichnet	
D.68.01	Erworbenes Willebrand-Jürgens-Syndrom	
D68.09	Willebrand-Jürgens-Syndrom, n. n. bez.	
D68.4	Erworbener Mangel an Gerinnungsfaktoren Gerinnungsfaktormangel durch: Leberkrankheit Vitamin-K-Mangel	Achtung: nicht gleichzeitig einen Kode aus D68.3- erfassen
D68.9	Koagulopathie, nicht näher bezeichnet	
D69.9	Hämorrhagische Diathese, nicht näher bezeichnet	

Insbesondere der Kode D68.4 bereitet in der Vergütungsdiskussion Probleme, da unter diesem Sammelbegriff zahlreiche Gerinnungsstörungen mit sehr unterschiedlichem Aufwand erfasst werden. Gleichzeitig wird dieser Kode fälschlicherweise oft zusätzlich zu anderen Gerinnungsstörungen, z. B. bei einer Cumarinblutung erfasst. In Zukunft muss dieser Kode daher klarer definiert und ggf. unterteilt werden, um die Einteilung in die entsprechenden Zusatzentgelte zu vereinfachen.

2.6.5 Angeborene Gerinnungsstörungen

Liste der angeborenen Gerinnungsstörungen

Kode	Bezeichnung	Bemerkung
D66	Hereditärer Faktor-VIII-Mangel Hämophilie A, klassische Hämophilie	nicht Faktor-VIII-Mangel mit Störung der Gefäßendothelfunktion (D68.0-)
D67	Hereditärer Faktor-IX-Mangel Hämophilie B Christmas Disease Mangel an: Faktor IX (mit Funktionsstörung) Plasma-Thromboplastin-Komponente [PTC]	
D68.00	Hereditäres Willebrand-Jürgens-Syndrom Angiohämophilie Faktor-VIII-Mangel mit Störung der Gefäßendothelfunktion Vaskuläre Hämophilie	
D68.1	Hereditärer Faktor-XI-Mangel Hämophilie C Plasma-Thromboplastin-Antecedent [PTA]-Mangel	

Kode	Bezeichnung	Bemerkung
D68.20	Hereditärer Faktor-I-Mangel Angeborene Afibrinogenämie Dysfibrinogenämie (angeboren) Angeborener Fibrinogen-Mangel	
D68.21	Hereditärer Faktor-II-Mangel Prothrombin-Mangel	
D68.22	Labiler-Faktor-Mangel Owren-Krankheit Plasma-Ac-Globulin-Mangel Proakzelerin-Mangel	
D68.23	Hereditärer Faktor-VII-Mangel Hypoprokonvertinämie Prokonvertin-Mangel Stabiler-Faktor-Mangel	
D68.24	Hereditärer Faktor-X-Mangel Stuart-Prower-Faktor-Mangel	
D68.25	Hereditärer Faktor-XII-Mangel Hageman-Faktor-Mangel	
D68.26	Hereditärer Faktor-XIII-Mangel Fibrinstabilisierender-Faktor-Mangel	
D68.28	Hereditärer Mangel an sonstigen Gerinnungsfaktoren	
D82.0	Wiskott-Aldrich-Syndrom	

Zusatzkodes für temporär und dauerhaft erworbene Gerinnungsstörungen

Notwendigkeit der Zusatzkodes

Bei 12 Diagnosekodes konnte sich die Selbstverwaltung bisher nicht einigen, ob diese bei Substitutionspflichtigkeit über das Bluterentgelt extrabudgetär oder über das Gerinnungsfaktorenentgelt intrabudgetär abgebildet werden sollen (Details und die Vergütungsregeln siehe Kapitel 3.8.5). Dieser Streit ist nicht medizinisch-inhaltlicher, sondern rein budgetärer Natur. Als Kompromiss wurde eine 3. Liste in Anlage 7 der Fallpauschalenvereinbarung (FPV) geschaffen. Die 12 Diagnosekodes aus dieser Liste müssen von den Krankenhäusern auf Fallebene bewertet werden: wenn es sich um dauerhafte, schwerere Gerinnungsstörungen handelt, münden diese in das Bluterentgelt, bei temporären Störungen wird für die gleiche Diagnose das Gerinnungsfaktorenentgelt abgerechnet. Leider fehlen klare nachvollziehbare Kriterien für die Einteilung, sodass die 12 Kodes im Kapitel 3.8.5. Vergütung mit erklärenden Hinweisen als Hilfestellung versehen sind.

Eine eindeutige Kodiermöglichkeit dieser Kodes der Mischtabelle ist möglich, indem 2 freie Schlüsselnummern des ICD-10 für die Kennzeichnung verwendet werden können:

U69.11! Dauerhaft erworbene Blutgerinnungsstörung
U69.12! Temporäre Blutgerinnungsstörung

Dieser Zusatzkode darf als Ausrufezeichenkode nur in Verbindung mit einer vorangestellten primären Diagnose aus Tabelle 3 der Anlage 7 zur FPV verwendet werden, um dadurch für U69.11! das Zusatzentgelt ZE2020-97, für U69.12! die Zusatzentgelte ZE2020-137-139 über die Kodierung eindeutig zu bestimmen.

Definition von temporär und dauerhaft
Die Einteilung von Fall zu Fall soll über das Kriterium „dauerhaft erworben" (in Bluter-ZE) und „temporär" (in ZE20XX-137 bis 139) erfolgen, ohne dass diese Begriffe medizinisch definiert wären. Dauerhaft erworben wäre auf alle Fälle eine Störung, die lebenslang besteht bzw. bei Lebererkrankungen nur durch eine Lebertransplantation heilbar wäre. Ebenso zählen chronische Erkrankungen mit Gerinnungsstörungen (z. B. Autoimmunerkrankungen) zu den dauerhaften Erkrankungen. Diese müssen jedoch sehr selten mit Gerinnungsfaktoren behandelt werden. Im Gegensatz dazu sind temporäre Störungen alle iatrogenen und periinterventionellen bzw. perioperativen Störungen sowie Gerinnungsstörungen bei schweren intensivpflichtigen Grund-

erkrankungen, die mit der Grunderkrankung auch wieder verschwinden. Hier wäre als Beispiel die DIC bei einer schweren Sepsis zu nennen.

Die klinisch nicht bekannte Unterscheidung bei Gerinnungsstörungen zwischen dauerhaft und temporär ist auf Dauer nicht praktikabel. Hier werden Nachbesserungen erforderlich sein, im Idealfall können sich die Selbstverwaltungspartner auf eine Aufteilung der Diagnosen aus Liste 3 auf die beiden anderen Listen verständigen, womit die Notwendigkeit dieser artifiziellen Einteilung entfiele.

Weitere Informationen zu Gerinnungsstörungen siehe Kapitel 3 bei Gerinnungsfaktoren.

2.7 Meningitis

Die Meningitis oder als Synonym Hirnhautentzündung beschreibt als akute eitrige Meningitis die Entzündung der Hirnhaut mit Erhöhung der Zellzahl im Liquor bezeichnet. Ursache ist zumeist bakteriell, seltener Viren, Pilze oder Parasiten. Virale Infektionen, Tuberkulose oder Lues können die Ursache einer subakuten nicht-eitrigen Meningitis sein.

S1-Leitlinien der Arbeitsgemeinschaft der Wissenschaftlichen Medizinischen Fachgesellschaften (AWMF) zu

- „Bakterielle (eitrige) Meningoenzephalitis"
- „Virale Meningoenzephalitis"
- „Atypische erregerbedingte Meningoenzephalitiden"

veröffentlicht auf der Homepage der AWMF (www.awmf.org).

Die Kodierung der Meningitis ist für die meisten Formen in einer Kreuz-Stern-Systematik geregelt: Der Kreuzkode definiert die Ätologie (also den verursachenden Keim) die Sterndiagnose die Manifestation, in diesem Fall als Meningitis. Folgende Sterndiagnosen stehen zur Verfügung:

G01*   Meningitis bei andernorts klassifizierten bakt. Erkrankungen
G02.0* Meningitis bei andernorts klassifizierten Viruskrankheiten
G02.1* Meningitis bei andernorts klassifizierten Mykosen
G02.8* Meningitis bei sonstigen näher bezeichneten

Die folgende Tabelle gibt eine Übersicht über die ätologischen Meningitis-Kodes: Wo immer zusätzlich eine der o. g. Sterndiagnosen mit erfasst werden muss, ist dies vermerkt.

Kodes für Meningitis	
A02.2	Salmonellenmeningitis (mit G01*)
A17.0†	Tuberkulose (Lepto)Meningitis (mit G01*)
A20.3	Pestmeningitis
A22.8	Milzbrandmeningitis† (mit G01*)
A32.1†	Listerienmeningitis (mit G01*)
A39.0†	Meningokokkenmeningitis (mit G01*)
A50.4	Konnatale spätsyphilitische Meningitis† (mit G01*)
A51.4	Sekundäre syphilitische Meningitis† (mit G01*)
A54.8†	Gonokokkenmeningitis (mit G01*)
A69.2†	Meningitis bei Lyme-Erkrankungen (mit G01*)
G00.0	Meningitis durch Heamophilus influenzae
G00.1	Pneumokokkenmeningitis
G00.2	Streptokokkenmeningitis
G00.3	Staphylokokkenmeningitis
G00.8	Sonst. bakterielle Meningitis Meningitis durch E.colo, Klebsiella, Klebsiellapneumoniae

Kodes für Meningitis	
A87.0†	Meningitis durch Enteroviren (mit G02.0*)
	Meningitis durch Coxsackieviren (mit G02.0*)
	Meningitis durch ECHO-Viren (mit G02.0*)
A87.1†	Meningitis durch Adenoviren (mit G02.0*)
A87.2	Lymphozytäre Choriomeningitis
A87.2	Sonstige Virusmeningitis
B00.3†	Meningitis durch Herpesviren (mit G02.0*)
B01.0†	Varizellen-Meningitis (mit G02.0*)
B02.1†	Zoster-Meningitis (mit G02.0*)
B05.1†	Meningitis bei Masern (mit G02.0*)
B06.0†	Röteln-Meningitis (mit G02.0*)
B26.1†	Mumps-Meningitis (mit G02.0*)
B37.5†	Canida-Meningitis (mit G02.1*)
B45.1†	Kryptokokken-Meningitis (mit G02.1*)
G03.0	Abakterielle Meningitis Nichteitrige Meningitis

Daneben gibt es noch weiter Meningitis-Kodes (chronisch, parasitär u. s. w.), die auf Intensivstationen üblicherweise jedoch nicht vorkommen.

Sonderregelung:

Eine Meningitis-Bakteriämie ist direkt mit
A 39.4 Meningokokkensepsis, nicht näher bezeichnet
zu verschlüsseln (DKR 0103s).

3 Prozeduren

3.1 Beatmung

Die DKR widmen der Beatmung ein eigenes Kapitel [DKR 1001], welches in den letzten Jahren trotz häufig unterschiedlicher Interpretation der Kodierregeln zwischen Leistungsträgern und MD nur minimale Änderungen erfahren hatte.

Insbesondere die Kodierung der Beatmungsstunden einer nichtinvasiven Beatmung intensivmedizinisch versorgter Patienten ist seit Jahren Gegenstand intensiver Diskussionen und juristischer Verfahren. Im Jahre 2013 hatte der Verband Pneumologischer Kliniken (VPK) und die Deutsche Gesellschaft für Pneumologie und Beatmungsmedizin (DGP) ein Positionspapier zu dieser Thematik erstellt, das bereits alle wesentlichen Inhalte enthielt, die zuletzt in Frage gestellt wurden. Hintergrund hierfür war die Entscheidung des ersten Senats des Bundessozialgerichts (BSG) vom 19.12.2017 (AZ: B 1 KR 65/11 B) und die Anfang März 2018 hierzu veröffentlichte Begründung, wonach das BSG bestimmte, dass beatmungsfreie Intervalle nur als Bestandteil zur Beatmungszeit hinzuzurechnen seien, wenn sie Teil einer gezielten methodischen Entwöhnungsbehandlung sind. Es müsse eine Prüfung erfolgen, ob eine Entwöhnung bezweckt und durchgeführt wurde. Bestätigt wurde diese Sichtweise nun nochmals durch ein aktuelles Urteil des Landessozialgericht in Baden-Württemberg, in dem die ursprüngliche Klage der Klinik auf volle Anerkennung der beatmungsfreien Intervalle einer intermittierend bis zur Wegverlegung durchgeführten Beatmung, endgültig abgewiesen wurde (Urteil vom 23.07.2019, AZ L 11 KR 717/18 ZVW).

In dem aktuellen Urteil betont das Landessozialgericht Baden-Württemberg, dass der Begriff der Entwöhnung nach den Deutschen Kodierrichtlinien (DKR) 1001h enger zu verstehen sei als der medizinische Begriff des „Weaning" (Entwöhnung vom Respirator).

Den Besonderheiten des 2019 eigens für den Prozess der Beatmungsentwöhnung [Weaning] bei maschineller Beatmung auf Intention des BMG unter Federführung der DIVI durch eine Expertengruppe verschiedener Fachgesellschaften entwickelten Kodes 8-718 wurde bereits in der Aktualisierung 2019 das neu aufgenommene Unterkapitel 3.1.6 gewidmet und nach neuerlicher Änderung des OPS-Textes in diesem Jahr überarbeitet.

Ein weiteres Urteil des BSG zu HFNC vom 30. Juli 2019 sorgte insbesondere bei den Neonatologen für Entsetzen. Das BSG urteilte, dass HFNC bei Neugeborenen und Säuglingen nicht zur Zählung der Beatmungsstunden herangezogen werden durfte. Dies konterkarierte die medizinische Entwicklung bei dieser Patientengruppe.

Bei weiterhin bestehenden unterschiedlichen Ansichten zur Anrechnung insbesondere beatmungsfreier Intervalle zwischen Leistungsträgern und MD und den o.g. Urteilen sahen sich die Selbstverwaltungspartner in diesem Jahr endlich zu einer vollständigen Überarbeitung des Kapitels zur maschinellen Beatmung [DKR 1001s] gezwungen, sodass im Folgenden die vollständige Kodierung der maschinellen Beatmung unter Berücksichtigung der aktuellen Änderungen der DKR 1001s sowie der Empfehlungen der Fachgesellschaften und der jüngsten Rechtsprechung beschrieben wird. Die neue Beatmungsrichtlinie löst damit zahlreiche Streitpunkte und hebt die BSG-Rechtsprechung zur Beatmung der letzten Jahre zum Großteil auf.

Abgrenzung: In diesem Kapitel werden nur intensivmedizinische Beatmungsformen besprochen, nicht jedoch die zunehmenden Formen von außerklinischer Beatmung (sog. Heimbeatmung), die bei der Initiierung/Ersteinstellung und späteren Kontrolle immer wieder Anlass zu stationären Behandlungen geben (OPS-Kodes 8-716 Ersteinstellung, Kontrolle/Optimierung und Beendigung einer häuslichen maschinellen Beatmung und 8-717 Einstellung einer nasalen oder oronasalen Überdrucktherapie bei schlafbezogenen Atemstörungen) oder sich unter Umständen an den Weaningprozess anschließen können.

3.1.1 Art der Beatmung

Zuerst muss festgestellt werden, ob überhaupt eine „maschinelle Beatmung" im Sinne der DKR vorliegt. Diese liegt immer dann vor, wenn „Gase mittels einer mechanischen Vorrichtung in die Lunge bewegt werden". „Die Beatmung kann invasiv über eine Trachealkanüle oder einen Tubus erfolgen. Beatmung kann auch nichtinvasiv über ein Maskensystem erfolgen."

In der neuen Definition der maschinellen Beatmung erfolgt somit nun eine vollständige Gleichstellung von invasiver und nichtinvasiver Beatmung. Gleichzeitig wird jedoch eine klare Abgrenzung zwischen einer Beatmung im Sinne der DKR und einer Atemunterstützung durch Festlegung einer geforderten Druckdifferenz von mindestens 6 mbar vorgenommen:

„Für die Berechnung von Beatmungsstunden bei Patienten, die das 6. Lebensjahr vollendet haben, sind Verfahren heranzuziehen, bei denen bei positiver Druckbeatmung eine Druckdifferenz zwischen Inspiration und Exspiration von mindestens 6 mbar besteht."

Kleinkinder unter 6 Jahren sind somit explizit von dieser Beschränkung ausgenommen, sodass unter bestimmten Umständen auch eine CPAP-Therapie bzw. eine nasale high-flow Therapie (HFNC) als Beatmung angerechnet werden können (s.u.).

Auch weiterhin sind Beatmungsstunden nur bei „intensivmedizinisch versorgten" Patienten zu kodieren.

Die Kriterien hierfür wurden nun ebenfalls erstmals genauer definiert. Bei „intensivmedizinisch versorgten" Patienten handelt es sich demnach um Patienten,

- „bei denen die für das Leben notwendigen sogenannten vitalen oder elementaren Funktionen von Kreislauf, Atmung, Homöostase oder Stoffwechsel lebensgefährlich bedroht oder gestört sind und mit dem Ziel behandelt, überwacht und gepflegt werden, diese Funktionen zu erhalten, wieder-

herzustellen oder zu ersetzen, um Zeit für die Behandlung des Grundleidens zu gewinnen.
- „Das Grundleiden, das die intensivmedizinische Behandlung bedingt hat, muss in diesem Zusammenhang nicht mit der Hauptdiagnose identisch sein."

Die intensivmedizinische Versorgung umfasst dabei mindestens:

- „ein Monitoring von Atmung und Kreislauf" sowie
- „eine akute Behandlungsbereitschaft (ärztliche und pflegerische Interventionen zur Stabilisierung von Vitalfunktionen unmittelbar möglich)"

Die Definition der intensivmedizinischen Versorgung der DKR 1001 ist nicht deckungsgleich mit der des OPS-Katalogs, insbesondere nicht mit den Komplexkodes (siehe Kapitel 3.7). Unkritisch abzurechnen sind alle Beatmungen auf Stationen, auf denen auch ein intensivmedizinischer Komplexkode abgerechnet werden kann (sicher die überwiegende Zahl der Fälle). Sollte dies nicht der Fall sein, sollte die o. g. Definition genau eingehalten werden!

Auch bei Patienten mit außerklinischer Beatmung, die über ein Tracheostoma oder nicht-invasiv über eine Maske beatmet werden, wird die Beatmungszeit erfasst, solange es sich um einen „intensivmedizinisch versorgten Patienten" nach oben genannten Kriterien handelt. Dies gilt grundsätzlich für Patienten, die kontinuierlich vom Respirator abhängig sind und infolge dessen intensivmedizinischer Versorgung bedürfen, da auch nur durch einen kurzen Ausfall der Beatmung (z. B. durch akzidentelle Dekanülierung, Geräteausfall oder Kanülenverlegung) eine vitale Bedrohung bestünde. Ebenso, wenn bei akuter Verschlechterung einer chronischen Krankheitssituation oder neuer Erkrankung eine Intensivierung der nichtinvasiven Beatmung im Rahmen einer intensivmedizinischen Betreuung notwendig ist.

Hiervon abzugrenzen ist die Fortführung einer häuslichen, nichtinvasiven Maskenbeatmung (OPS-Kodes 8-716), da dieser

Patient bei kurzer Unterbrechung der nichtinvasiven Maskenbeatmung nicht unmittelbar vital bedroht ist und zudem nicht auf einer Intensivstation versorgt wird. Abzugrenzen ist auch die Fortsetzung einer CPAP-Therapie (d. h. kein gesonderter Inspirationsdruck, sog. Augmentation oder Druckunterstützung) eines Schlafapnoe-Patienten (8-717) auf einer Normalstation. In beiden vorgenannten Beispielen wird die Definition einer maschinellen Beatmung nach DKR 1001 nicht erfüllt, sodass in diesen Fällen keine Beatmungsstunden zu kodieren sind.

Siehe hierzu auch MDK-Empfehlungen zur Kodierung Nr. 75, 146, 488 und 588.

Für Neugeborene und Säuglinge existiert zusätzlich ein OPS-Kode 8-711, der direkt die Durchführung einer maschinellen Beatmung oder Atemunterstützung angibt, unabhängig von der Behandlungsdauer (also auch unter 8 bzw. 24 Std.; bei OPS-Kode 8-711.00 mindestens aber 30 min).

OPS:

8-711 Maschinelle Beatmung und Atemunterstützung bei Neugeborenen und Säuglingen
8-711.0- Atemunterstützung mit kontinuierlichem positiven Atemwegsdruck [CPAP]
8-711.1- Kontrollierte Beatmung
8-711.2 Assistierte Beatmung
8-711.4 Atemunterstützung durch Anwendung von High-Flow-Nasenkanülen [HFNC-System]

Bei Kindern und Jugendlichen (2.-18.LJ) ist zudem zusätzlich ein Kode aus 8-712.0 anzugeben. OPS:

OPS:

8-712 Maschinelle Beatmung und Atemunterstützung bei Kindern und Jugendlichen
8-712.0 Atemunterstützung mit kontinuierlichem positiven Atemwegsdruck [CPAP]

8-712.1 Atemunterstützung durch Anwendung von High-Flow-Nasenkanülen [HFNC-System]

Die Dauer der Atemunterstützung mit kontinuierlichem positivem Atemwegsdruck (CPAP) ist bei Neugeborenen, Säuglingen und nun auch Kindern bis zum vollendeten 6. Lebensjahr für die Ermittlung der Beatmungszeit zu berücksichtigen, sofern diese intensivmedizinisch nach o. g. Definition versorgt werden.

Keine Anrechnung als Beatmungsstunden erfolgt weiterhin bei Patienten, die eine CPAP-Therapie ausschließlich infolge eines Schlafapnoesyndroms erhalten:

„Wenn bei Erwachsenen, Kindern und Jugendlichen eine Störung wie Schlafapnoe mit CPAP behandelt wird, sind Kodes aus 8-711.0 und 8-712.0 (...) sowie die Beatmungsdauer nicht zu verschlüsseln. Die Ersteinstellung einer CPAP-Therapie bzw. die Kontrolle einer Therapie werden mit einem Kode aus 8-717 verschlüsselt.

Atemunterstützung über High-Flow-Nasenkanülen (HFNC)

Eigene Kodes unterstützen die Abbildung der High-Flow-Nasenkanülen sowohl bei Neugeborenen und Säuglingen als auch bei Kindern und bei Erwachsenen:

OPS:
8-711.4 Atemunterstützung durch Anwendung von High-Flow-Nasenkanülen [HFNC-System] bei Neugeborenen und Säuglingen
8-712.1 Atemunterstützung durch Anwendung von High-Flow-Nasenkanülen [HFNC-System] bei Kindern und Jugendlichen
8-713.0 Atemunterstützung durch Anwendung von High-Flow-Nasenkanülen [HFNC-System] bei Erwachsenen

Bei der nasalen High-Flow-Therapie wird dem Patienten ein FiO2 bis zu 1,0 mittels eines hohen Flusses von ca. 30–60 l/min verabreicht, wodurch ein PEEP von ca. 2–3 cm H20 aufgebaut werden kann. Allerdings handelt es sich bei dem System nicht um ein geschlossenes System und es fehlt die mechanische Atemunterstützung. Des Weiteren ist der Patient auch nicht intubiert oder tracheotomiert und der Flow wird nicht über eine Maske, sondern in der Regel über eine spezielle Nasenbrille verabreicht.

Während dieses Verfahren daher bisher unstrittig bei Patienten jenseits des Säuglingsalters nicht zur Beatmung zählt, waren sich die Experten wie auch die Rechtsprechung bei Kindern vor Vollendung des ersten Lebensjahres hier bisher nicht einig.

Hier schafft die neue DKR 1001s nun endlich Klarheit und erkennt die Berücksichtigung der nasalen high flow Therapie bei Neugeborenen und Säuglingen für die Ermittlung der Beatmungsdauer an, sofern diese intensivmedizinisch versorgt sind. Damit ist auch das gegenteilige BSG-Urteil von Juli 2019 zu diesem Thema obsolet.

3.1.2 Methode der Beatmung

Nicht alle Methoden der Beatmung zählen im Sinne der DKR als „maschinelle" Beatmung, darum folgt eine Übersicht über gängige Methoden und ihre Auswirkungen auf die Kodierung.

Definition: Maschinelle Beatmung im Sinne der DKR

„Maschinelle Beatmung (,künstliche Beatmung') ist ein Vorgang, bei dem Gase mittels einer mechanischen Vorrichtung in die Lunge bewegt werden."

Neu in den DKR von 2020 ist eine Einschränkung auf Verfahren einer positiven Druckbeatmung mit Festlegung einer minimalen Druckdifferenz von 6 mbar zwischen Inspiration und Exspiration sowie eine Altersbegrenzung für „Patienten, die das 6. Lebensjahr vollendet haben" für o. g. Definition.

Für Kleinkinder bis zum 6. Lebensjahr wird darüber hinaus eine CPAP-Therapie sowie bei Neugeborenen und Säuglingen (also bis Vollendung des 1. Lebensjahres) neben der CPAP-Therapie auch eine nasale high flow Therapie als maschinelle Beatmung anerkannt, sofern es sich um intensivmedizinisch versorgte Patienten handelt (s. a. 3.1.1).

Die Versorgung von beatmeten Patienten erfordert sowohl personellen Aufwand (Ärzte und Pflegepersonal), als auch materiellen Aufwand von hoher Qualität, was die Grundlage der Kodierung der Beatmungsperiode in Form der Beatmungsstunden darstellt.

Hierbei sind die wissenschaftlichen Empfehlungen zu berücksichtigen [Windisch 2017; Westhoff 2015].

Definition: Maschinelle Beatmung im medizinischen Sinne

Eine unzureichende oder fehlende Spontanatmung kann durch Beatmung unterstützt oder ersetzt werden. Durch Beatmung sollen die Oxygenierung und die Kohlendioxid-Elimination sichergestellt werden.

Es wird zwischen invasiver Beatmung gegenüber nicht-invasiver Beatmung (NIV) unterschieden. Die maschinelle Beatmung kann in kontrollierte gegenüber assistierende (= unterstützende) Beatmung differenziert werden.

Die Nomenklatur rund um die Beatmung ist häufig nicht eindeutig, denn der unterschiedliche Einsatz von Begriffen bzw. Abkürzungen in der Literatur und bei Herstellern von Beatmungsgeräten erschwert oft die Zuordnung.

Aufgrund der besonderen Bedeutung der Beatmung für das DRG-System sollen die nachfolgenden Angaben die Orientierung und Dokumentation erleichtern.

Abkürzung	Beschreibung	Maschinelle Beatmung im Sinne DKR	Kommentar
ACV	Assist-control ventilation, volumenkontrolliert	ja, falls $\Delta P \geq 6\,mbar$	
APRV	Airway pressure release ventilation; volumenkontrolliert Beatmung in exspiratorischer Phase der Fluss-Volumenkurve	ja, falls $\Delta P \geq 6\,mbar$	
ASB	Assisted spontaneous breathing – druckunterstützte Spontanatmung, siehe PSV	ja, falls $\Delta P \geq 6\,mbar$	
ASV	Assisted spontaneous ventilation – identisch mit ASB.	ja, falls $\Delta P \geq 6\,mbar$	
ATC	Automatic tube compensation – Automatische Tubuskompensation, im Rahmen einer invasiven maschinellen Beatmung, entspricht einer adaptiven inspiratorischen Druckunterstüzung (im Sinne ASB oder PSV)	ja, falls $\Delta P \geq 6\,mbar$	
BiPAP	Bi-level positive airway pressure; druckkontrollierte (nicht-invasive) Beatmung mit inspiratorischem (IPAP) und exspiratorischem (EPAP) Druckniveau; im S/T-Modus wird eine Mindestatemfrequenz vorgegeben	ja, falls $\Delta P \geq 6\,mbar$	

Abkürzung	Beschreibung	Maschinelle Beatmung im Sinne DKR	Kommentar
BIPAP®	Biphasic positive airway pressure; Beatmungsdruck auf zwei Druckniveaus. Auf beiden Druckniveaus zusätzliche Spontanatmung möglich. Ohne Spontanatmung entspricht BIPAP einer druckkontrollierten Beatmung	ja, falls Δ P ≥ 6mbar	
CMV	Continuous mandatory ventilation – kontinuierliche, vollständig maschinelle Beatmung	ja, falls Δ P ≥ 6mbar	
CPAP	Continuous positive airway pressure – kontinuierlicher positiver (gleichbleibender) Atemwegsdruck. CPAP kommt häufig über Nasenmaske als Therapie des obstruktiven Schlafapnoesyndroms zur Anwendung Cave: bei manchen Beatmungsgeräten bezeichnet die Einstellung „CPAP/ASB" den NIV-Modus	Nur bei Neugeborenen, Säuglingen und Kleinkindern bis zum vollendeten 6. Lebensjahr Ein CPAP/ASB-Modus mit entspricht einer maschinellen Beatmung im Sinne der DKR, sofern Δ P ≥ 6mbar. D. h. in der Inspirationsphase gibt das Beatmungsgerät einen höheren Druck zur „Unterstützung der sog. Atempumpe" ab als in der Exspirationsphase	Bei Neugeborenen und Säuglingen mit dem Kode 8-711.0- kodierbar Bei Kleinkindern mit dem Code 8-712.0 kodierbar
CV	Control ventilation, volumenkontrolliert	ja, falls Δ P ≥ 6mbar	

Abkürzung	Beschreibung	Maschinelle Beatmung im Sinne DKR	Kommentar
ECLA	extra corporal lung assist – syn. interventional (iLA) or pumpless (pECLA), durch einen arterio-venösen Bypass, in den eine gasaustauschende Membran integriert ist, kann eine effektive Kohlendioxidelimination und eine geringe Verbesserung der Oxygenierung erreicht werden [Bein et al., 2008]	In der Regel in Verbindung mit invasiver maschineller Beatmung	ZE2020-03 OPS 8-852.2
ECMO	extrakorporal membrane oxygenation – Extrakorporale Membranoxygenierung (ECMO). Die ECMO übernimmt teilweise oder auch vollständig die Atemfunktion des Patienten [Bein et al., 2008]	In der Regel in Verbindung mit invasiver maschineller Beatmung	ZE2020-03 OPS: 8-852.- Seit 2019 neuer Kode: 8-852.6 (RA-PA-ECMO)
EPAP	Siehe BiPAP		
EzPAP®	Konstanter Fluss mit atemzyklisch schwankendem Druck; z. B. nicht-invasive Atelektasenprophylaxe	nein	

Abkür-zung	Beschreibung	Maschinelle Beatmung im Sinne DKR	Kommentar
HFOV	High frequency oscillatory ventilation – Hochfrequenzbeatmung (HFOV). Eine sehr intensive Form der lungenprotektiven Beatmung ist die HFOV. Hierbei werden minimale Atemwegsdruckschwankungen mit einem gleichbleibend hohen Atemwegmitteldruck kombiniert. Bei der HFOV erzeugt ein hoher Gasfluss im Gerät (nicht zum Patienten) einen hohen kontinuierlichen alveolären Distentionsdruck. In das Beatmungssystem ist ein Oszillatorkolben (oder Lautsprecher) integriert, der den Gasfluss in oszillierende Schwingungen mit einer Frequenz von 3–7 Hertz versetzt [Luecke et al., 2000]	ja, falls $\Delta P \geq 6$ mbar	Bei Neugeborenen und Säuglingen mit dem Kode 8-711.1 kodierbar
ILV	Independent lung ventilation – seitengetrennte Überdruckbeatmung	ja, falls $\Delta P \geq 6$ mbar	
IPAP	Siehe BiPAP		
IPPV	Intermittend positive pressure ventilation – intermittierende Überdruckbeatmung	ja, falls $\Delta P \geq 6$ mbar	Bei Neugeborenen und Säuglingen mit dem Kode 8-711.1 kodierbar

Abkürzung	Beschreibung	Maschinelle Beatmung im Sinne DKR	Kommentar
IRV	Inversed ratio ventilation – Beatmung mit umgekehrten, d. h. unphysiologischem, Verhältnis von Inspirations- zu Exspirationszeit, z. B. 2 : 1	ja, falls Δ P ≥ 6mbar	
PACV	Pressure assist control ventilation	ja, falls Δ P ≥ 6mbar	
PAV	Proportional assist ventilation, proportional pressure eventilation – proportional an Bedarf und Lungenimpedanz adaptierte druckunterstützte Beatmung	ja, falls Δ P ≥ 6mbar	
PCV	Pressure controlled ventilation – druckgesteuerte maschinelle Beatmung	ja, falls Δ P ≥ 6mbar	
PEEP	Positive endexpiratory pressure – positiver endexspiratorischer Druck	siehe BIPAP und NIV	
PSV	Pressure support ventilation – druckunterstützte Spontanbeatmung, siehe ASB	ja, falls Δ P ≥ 6mbar	
HFNC	Nasale High Flow Therapy – nasale Applikation von Atemgas mit hohem Fluss [MDK 317, 524, 563]	Nein Ausnahme: Neugeborene und Säuglinge als maschinelle Beatmung kodierbar	Bei Neugeborenen und Säuglingen mit dem Kode 8-711.4 kodierbar

Abkürzung	Beschreibung	Maschinelle Beatmung im Sinne DKR	Kommentar
NIV	non invasive ventilation – nicht invasive Beatmung. Diese kann über eine Nasenmaske, Nasen-Mund-Maske, Ganzgesichts-Maske oder einen Beatmungshelm erfolgen. Bei entsprechender Geräteeinstellung ist NIV eine „vollwertige" kontrollierte maschinelle Beatmung, unabhängig von einer Intubation	ja, falls Δ P ≥ 6mbar	
	Entscheidend ist die Positivdruckbeatmung mit inspiratorischer Druckunterstützung. Diese wird oft mit einem positiven Atemwegsdruck in der Exspirationsphase kombiniert (PEEP)		
SIMV	Synchronized Intermittend Mandatory Ventilation – mit Spontanatmung synchronisierte maschinelle Beatmung	ja, falls Δ P ≥ 6mbar	
VCV	Volume controlled ventilation – volumengesteuerte maschinelle Beatmung	ja, falls Δ P ≥ 6mbar	

3.1.3 Beginn der Beatmung

Nur zwei mögliche Konstellationen können zum Beginn der Beatmung auftreten:

Der Patient ist bereits zum Zeitpunkt der stationären Aufnahme maschinell beatmet. Dies kann über Trachealkanüle, Tubus oder Maske erfolgen. In diesem Fall ist der Beginn der Beatmungsdauer identisch mit dem Zeitpunkt des Beginns des stationären Falles. Eine besondere Kodierung des Beatmungszuganges erfolgt in diesem Fall nicht, da man die Intubation, Tracheostomie bzw. Anlegen einer Maske nicht selber durchgeführt hat.

Anders in der zweiten Konstellation: Wird der Patient erst im stationären Verlauf beatmungspflichtig, beginnt die Beatmungsdauer mit Einsetzen der maschinellen Beatmung. Zusätzlich muss in diesem Fall noch der Zugangsweg kodiert werden:

OPS-Kodes:

8-701   Einfache endotracheale Intubation
8-704   Intubation mit Doppellumentubus
8-706   Anlegen einer Maske zur maschinellen Beatmung
5-311.- Temporäre Tracheostomie
5-312.- Permanente Tracheostomie

Eine entscheidende Ausnahme von dieser Regel stellt die Beatmung im Rahmen einer Operation dar. Bei dieser ist weder die Intubation noch die Beatmungsdauer zu kodieren, so lange die Beatmungsdauer nicht länger als 24 Stunden beträgt. Wird der Patient jedoch vor (auch zum Zwecke der Durchführung der Operation) bzw. erst während der Operation intubiert und dauert die Beatmung nach der OP mehr als 24 Stunden, so wird in diesem Fall diese Beatmungsperiode komplett zur Gesamtbeatmungszeit addiert. Außerdem muss der Kode für den Zugangsweg verschlüsselt werden, obwohl die Intubation im Rahmen der OP stattfand.

Erfolgt eine Beatmung aus anderen Gründen und erreicht nicht die 24 Stunden, so ist sie immer zur Gesamtbeatmungszeit während des stationären Aufenthaltes zu addieren und der Zugangsweg zu kodieren.

Die Berechnung beginnt bei der

- endotrachealen Intubation mit Anschluss an das Beatmungsgerät
- Maskenbeatmung mit Einsetzen der maschinellen Beatmung
- Tracheotomie mit anschließendem Beginn der maschinellen Beatmung mit Einsetzen der maschinellen Beatmung
- Aufnahme eines beatmeten Patienten zum Zeitpunkt der Aufnahme (Klinikpforte!)

Bei Neugeborenen und Säuglingen wird weiterhin noch der Kode

8-711.- Maschinelle Beatmung bei Neugeborenen und Säuglingen

ergänzt.

3.1.4 Dauer der Beatmung

Die Dauer der Beatmung wird durch den Beginn und das Ende der Beatmung entsprechend der Kodierrichtlinien definiert und in den aktualisierten DKR 1001s neu geregelt. Liegen mehrere Beatmungsperioden mit invasiver oder nicht-invasiver Beatmung gemäß der o.g. Definition für maschinelle Beatmung vor, so wird jede einzelne Periode zur Gesamtbeatmungszeit addiert, bis man alle Perioden entweder registriert oder als nicht kodierwürdig eingestuft hat.

Die Anrechnung beatmungsfreier Intervalle wurde in der Überarbeitung vereinfacht:

- Liegen die Beatmungsstunden pro Kalendertag < 8 Stunden, werden nur die erbrachten Beatmungsstunden entsprechend berechnet
- Liegen die Beatmungsstunden pro Kalendertag bei 8 Stunden und mehr, werden 24 Beatmungsstunden für den Kalendertag berechnet
- Am Tag der Aufnahme und der Entlassung oder der Verlegung **von/nach extern** sind nur die erbrachten Beatmungsstunden zu berücksichtigen. Bei interner Verlegung (z. B. von Normal- auf Intensivstation am 3. Tag) gilt die o. g. 8-Stunden-Regel!

Die volle Anrechnung beatmungsfreier Intervalle an Tagen mit einer positiven Druckbeatmung mit einer Druckdifferenz von mindestens 6 mbar gemäß der neuen Definition aus DKR 1001s ist somit nun vollkommen „unabhängig davon, ob sich der Patient bereits in der Entwöhnung von der Beatmung befindet oder nicht und unabhängig davon, ob der Patient während der beatmungsfreien Intervalle eine Sauerstoffinsufflation oder Sauerstoffinhalation erhält". Damit ist zum einen ein entsprechendes anderslautendes BSG-Urteil aufgehoben, zum anderen ist damit eine vollständige Trennung der Zählung der Beatmungsstunden vom Vorgang des Weanings erfolgt. Beides ist sehr zu begrüßen.

Erst die Summe der Beatmungsstunden, also die Gesamtdauer pro Fall darf zur nächsten vollen Stunde aufgerundet werden.

Der Wechsel eines endotrachealen Tubus oder einer endotrachealen Kanüle stellt keine Unterbrechung der Beatmungsperiode dar.

Die Kriterien für das Ende der Beatmung, bis zu der die Beatmungsstunden voll gezählt werden, sind in Kapitel 3.1.5 näher ausgeführt.

War nach dem oben genanntem BSG-Urteil vom 19.12.2017 zunächst noch unklar, ob die Anrechnung beatmungsfreier Intervalle nur noch erfolgen kann, sofern es sich um einen strukturierten Weaningprozess handelt, der vorgegebenen, genauestens zu dokumentierenden Anforderungsmerkmalen entspricht, so besteht nun kein Zweifel mehr daran, dass die Zählung der Beatmungsstunden und die Beurteilung des Weaning vollkommen getrennt zu betrachten sind (s. a. Kapitel 3.1.6).

Bei perioperativer Beatmung ist zu beachten, dass folgende Beatmungszeiten gezählt werden:

- länger als 24 Stunden dauernde maschinelle Beatmung, die zur Durchführung einer OP begonnen wurde oder während der OP beginnt
- Beatmung, die nicht zum Zweck einer OP begonnen wurde
- OP-Zeiten bei bereits beatmeten Patienten

Ab einer Beatmungsdauer > 95 Stunden wird in jedem Fall eine Beatmungs-DRG (A-DRG) angesteuert, egal welche Major Diagnostic Category (MDC) Zuordnung im Vorfeld über die Hauptdiagnose erfolgte. Innerhalb einer zuvor definierten Basis-DRG kann durch die Angabe der Beatmungsdauer auch der Schweregrad der DRG über den Ressourcenverbrauch verändert werden und zu einer Erlössteigerung führen. Wichtige, erlösrelevante Grenzen für die Beatmungsdauer sind hierbei neben der 96h-Marke insbesondere: >249h, >499h, >999h und >1799>h.

3.1.5 Ende der Beatmung

Das Ende der Beatmung wird in der überarbeiteten Fassung DKR 1001s nicht mehr explizit definiert, kann aber aus den Definitionen zur Anrechnung von Beatmungsstunden abgeleitet werden.

Die Beatmungsperiode endet mit Beendigung der maschinellen Beatmung i. S. der DKR 1001, also einer positiven Überdruckbeatmung mit einer Druckdifferenz von mindestens 6 mbar durch:

- Einstellung einer Beatmungsform mit einer Druckdifferenz von weniger als 6mbar (Ausnahmen: CPAP Therapie bei Kindern unter 6 Jahren und nasale high flow Therapie bei

Neugeborenen und Kindern s. oben), sofern die Gesamtbeatmungsdauer an diesem Tag 8 Stunden unterschreitet
- Vollständige Beendigung der maschinellen Beatmung
- Entlassung, Tod oder Verlegung eines Patienten

Bei tracheotomierten Patienten zählt nicht das Ziehen der Kanüle, sondern die Beendigung der maschinellen Beatmung i. S. der DKR als offizielles Beatmungsende. Findet eine Entwöhnung von der Beatmung (Weaning) statt, so werden die Beatmungszeiten dennoch unabhängig vom Weaningprozess nach o. g. Kriterien berechnet. An Kalendertagen mit einer Gesamtbeatmungsdauer < 8 Stunden werden die Beatmungsintervalle addiert, an Tagen mit einer Gesamtbeatmungsdauer von 8 und mehr Stunden erfolgt eine Anrechnung von 24 Beatmungsstunden pro Kalendertag, unabhängig von der Weaningstrategie in den „beatmungsfreien Intervallen", in denen keine maschinelle Unterstützung bzw. eine maschinelle Unterstützung, die nicht den Kriterien der DKR entspricht, stattfindet. Mit Ende des Weaning endet die Zählung der Beatmungsstunden, auch wenn der Übergang vom Weaning zur CPAP-Atemunterstützung oft fließend ist. Hier sollte das Ende medizinisch definiert und dokumentiert werden.

Im Falle einer vorhergegangenen Intensivierung einer vorbestehenden nicht-invasiven Beatmung bei akuter Verschlechterung zur Verhinderung einer Intubation endet die Beatmungsphase mit Erreichen der Stabilisierung zum chronischen Status der NIV.

Bei Verlegung von beatmeten Patienten sind folgende Grundregeln zu beachten:

„Bei allen Patienten, die länger als 95 Stunden beatmet werden und die beatmet verlegt oder die beatmet entlassen werden, ist ein passender Schlüssel für den Entlassungs-/Verlegungsgrund nach § 301 SGB V, der den Beatmungsstatus des Patienten wiedergibt, anzugeben."

Das verlegende Krankenhaus erfasst die Dauer der Beatmungsstunden und gibt die zutreffenden Kodes an, sofern diese auch tatsächlich durchgeführt wurden:

- 8-70 für den Zugang bei maschineller Beatmung
- 5-311 bzw. 5-312 bei Tracheostomie
- 8-711 bei maschineller Beatmung und Atemunterstützung von Neugeborenen und Säuglingen
- 8-712 bei maschineller Beatmung und Atemunterstützung von Kindern und Jugendlichen
- 8-718 im Falle einer Beatmungsentwöhnung

Die Kodes 8-711, 8-712 und 8-718 können auch vom aufnehmenden Krankenhaus, sofern zutreffend, erneut verschlüsselt werden. Bereits vom zuverlegenden Krankenhaus geleistete Prozeduren aus 8-70 und 5-311 bzw. 5-312 können nicht noch einmal kodiert werden.

3.1.6 Weaning

Im Urteil des ersten Senats des Bundessozialgerichts (BSG) vom 19.12.2017 (AZ: B 1 KR 65/11 B) wurde auf die Revision eines beklagten Kostenträgers zu einem Fall aus dem Jahre 2015 vor dem LSG Baden-Württemberg das entsprechende Urteil des LSG (L 11 KR 4054/15) aufgehoben und bestimmt, dass beatmungsfreie Intervalle nur als Bestandteil zur Beatmungszeit hinzuzurechnen seien, wenn der Wechsel von Beatmung und Spontanatmung nach Wortlaut und Regelungssystem der DKR 1001 Teil einer gezielten methodischen Entwöhnungsbehandlung sind. Es müsse eine Prüfung erfolgen, ob eine Entwöhnung bezweckt und durchgeführt wurde. Die Entwöhnung von der Beatmung sei eine spezielle Methode, die eine Gewöhnung an die maschinelle Beatmung voraussetze und damit nicht bereits mit dem Beginn einer maschinellen Beatmung beginne. Nur dann, wenn sich der Patient an die maschinelle Beatmung gewöhnt habe und dadurch seine Fähigkeit eingeschränkt sei, vollständig und ohne maschinelle Unterstützung spontan atmen zu können, setze das Krankenhaus eine Methode der Entwöhnung ein und werde der Patient im Sinne der DKR 1001 entwöhnt. Dabei gehe DKR 1001 von dem normativen Regelfall aus, dass ein Patient zunächst mittels Intubation oder Tracheostoma ununterbrochen maschinell beatmet wird und sich schon durch den Wechsel der Art der maschinellen Beatmung insbesondere beim nachfolgenden Einsatz einer Beatmungsmaske eine zeitliche Zäsur zwischen Gewöhnungs- und Entwöhnungsphase ergeben kann. Ein solcher Anknüpfungspunkt fehle dann, wenn ein Patient schon von Anbeginn mittels Maske maschinell beatmet werde.

Als Reaktion auf dieses Urteil wurde in einem Positionspapier des Verbandes pneumologischer Kliniken (VPK) und der Deutschen Gesellschaft für Pneumologie und Beatmungsmedizin (DGP) [Randerath 2018] noch einmal die Bedeutung der nichtinvasiven Beatmung für die Behandlung der akuten hyperkapnischen respiratorischen Insuffizienz betont, bei der gerade ein Wechsel zwischen Beatmungsphasen und beatmungsfreien Intervallen für den Therapieerfolg von entscheidender Bedeutung ist. Zum anderen wurde klargestellt, dass der Betreuungsaufwand einer intermittierenden NIV, gerade durch diesen Wechsel, dem Aufwand einer kontinuierlichen invasiven Beatmung mindestens vergleichbar ist und daher im Sinne des DRG-Systems mit Erlösberechnung anhand des Ressourcenaufwands, bei beiden Methoden gleiche Erlöse anfallen sollten. Für die Akutbehandlung einer akuten bzw. akut verschlechterten chronischen respiratorischen Insuffizienz auf der Intensivstation sollten die Kodierrichtlinien deshalb dahingehend ergänzt werden, dass die Beatmungszeiten nicht nur der invasiven, sondern auch der nicht-invasiven Beatmung auf 24h/Tag aufgerundet werden, damit die Erlössituation dem Aufwand entsprechend, identisch ist.

Explizit wurde durch die Fachgesellschaften auch der willkürlich durch das BSG hergestellte Zusammenhang zwischen einer Gewöhnung an eine Beatmung als Voraussetzung für eine Entwöhnung abgelehnt und stattdessen in der 2019 neu erschienenen Überarbeitung der Leitlinie zum prolongierten Weaning [Schönhofer 2019] die medizinisch zutreffendere Terminologie „Abhängigkeit" mit darauffolgender Notwendigkeit zur „Entwöhnung von der Beatmung" vorgeschlagen.

Am 23.07.2019 wurde in einer erneuten Revision des o. g. Falles die Anerkennung der beatmungsfreien Intervalle im vorliegenden Fall durch das LSG Baden-Württemberg endgültig abgelehnt (AZ L 11 KR 717/18 ZVW). Der Begriff der Entwöhnung nach den Deutschen Kodierrichtlinien (DKR) 1001h sei enger zu verstehen, als der medizinische Begriff des „Weaning" (Entwöhnung vom Respirator).

Um diesen unterschiedlichen Auffassungen Rechnung zu tragen, wurde bereits 2018 auf Intention des BMG unter Federführung der DIVI durch eine Expertengruppe verschiedener Fachgesellschaften der in die 2019er OPS-Version eingegangene OPS-Kode 8-718 Beatmungsentwöhnung [Weaning] bei maschineller Beatmung entwickelt und in diesem Jahr weiter angepasst.

Eine klare Trennung zwischen der Berechnung von Beatmungsstunden und der Erfassung des Weaningprozesses erfolgte jedoch erst in diesem Jahr durch die Überarbeitung der DKR 1001 mit der Entkopplung der Anrechnung beatmungsfreier Intervalle von einem strukturierten Weaningprozess.

Die Erfassung des Kodes 8-718 ist nach den neuen DKR zudem obligat:

8-718.0 Mindestens 1 bis höchstens 2 Behandlungstage
8-718.1 Mindestens 3 bis höchstens 5 Behandlungstage
8-718.2 Mindestens 6 bis höchstens 10 Behandlungstage
8-718.3 Mindestens 11 bis höchstens 20 Behandlungstage
8-718.4 Mindestens 21 bis höchstens 40 Behandlungstage
8-718.5 Mindestens 41 bis höchstens 75 Behandlungstage
8-718.6 Mindestens 76 Behandlungstage

Beatmungsentwöhnung (Weaning) ist dabei der Prozess der strukturierten Modifikation [der 2019 verwendete Begriff „Reduktion" wurde hier in der Aktualisierung angepasst!] von Beatmungsparametern [wie z. B. Beatmungsdrücken, inspiratorische Sauerstoffkonzentration, Ausbau der täglichen beatmungsfreien Intervalle] mit dem Ziel der Beendigung einer Beatmung zur Wiedererlangung der selbstständigen Atmung ohne maschinelle Beatmung.

„Ein Kode aus diesem Bereich ist auch anzugeben, wenn die Entwöhnung fehlgeschlagen ist und z. B. die (Wieder-)Einstellung auf eine häusliche maschinelle Beatmung erfolgt."

„Ein Kode aus diesem Bereich ist bei allen Formen der invasiven oder nicht-invasiven maschinellen Beatmung anzugeben, wenn die Dauer der Beatmung einschließlich beatmungsfreier Intervalle mehr als 95 Stunden an aneinander folgenden Tagen beträgt und wenn ein strukturierter Entwöhnungsprozess mit täglich dokumentierter leitliniengerechter Evaluation der Entwöhnungsbereitschaft des Patienten erfolgt."

Neu ist hierbei die Einschränkung, dass die minimale Beatmungsdauer an „aufeinander folgenden Tagen" zu erfolgen hat. Hieraus ergibt sich möglicherweise als Konsequenz, dass bei mehreren Beatmungsphasen im Rahmen eines stationären Aufenthaltes unter Umständen die mehrfache Kodierung eines Kodes aus 8-718 notwendig wird bzw. mehrere kurze Beatmungsepisoden von jeweils unter 96 Stunden keine Weaningkodierung zulassen, auch wenn die Beatmungszeit in Summe deutlich darüber liegt.

Auf einen Teil der Kritikpunkte, die nach der Einführung des OPS-Kodes 2019 aufkamen, wie fehlende Altersgrenzen/Frage nach Handhabbarkeit bei Kindern oder die Undefiniertheit des verwendeten Begriffes „Weaningprotokoll" wurde in der Neufassung reagiert. So ist der Kode nur für Patienten ab dem vollendeten 14. Lebensjahr zu kodieren.

Der Begriff „Weaningprotokoll" verschwindet gänzlich aus dem Wortlaut, dafür werden die zu dokumentierenden Mindestmerkmale weiter konkretisiert:

- Mindestens ein täglicher dokumentierter Spontanatmungsversuch (dieser kann mit oder ohne Atemunterstützungsverfahren (z. B. CPAP oder HFNC) und mit oder ohne Sauerstoffinsufflation erfolgen) oder schriftliche Begründung bei Nichtdurchführung oder Versagen des täglichen Spontanatmungsversuches
- Mindestanforderungen pro Behandlungstag:
    - Erhebung der Kriterien zur Entwöhnungsbereitschaft
    - Erhebung eines Sedierungsscores (z. B. Richmond Agitation-Sedation Scale) und Festlegung eines Sedierungsziels
    - Verfügbarkeit von Physiotherapie und Anwendung nach den individuellen Möglichkeiten des Patienten

Neu ist hier vor allem die die Forderung nach Bereitstellung einer Physiotherapie sowie einer leitliniengerechten Sedierung. Hier ist der Trend zu einem Komplexkode zu erkennen.

Auch die nun minimal alle 8 Stunden zu dokumentierenden Parameter werden benannt:

- Gasaustauschparameter (z. B. pO_2, pCO_2, sO_2) mit invasiven oder nicht invasiven Messverfahren (z. B. Blutgasanalyse, Pulsoxymetrie, transkutane Oxymetrie und CO_2 Messung)
- Geräteeinstellungen (mindestens Beatmungsmodus, Beatmungsdrücke, FiO_2 oder O_2-Fluss), zusätzlich bei Änderungen der Geräteeinstellungen
- Gerätemesswerte (mindestens Atemfrequenz, Atemzugvolumen, Atemminutenvolumen, Beatmungsdrücke), zusätzlich bei Änderungen der Geräteeinstellungen

Es wird empfohlen, die jeweiligen Parameter einmal am Schichtbeginn, möglichst einmal im Schichtverlauf sowie bei jeder Änderung der Parameter mit exakter Zeitangabe zu dokumentieren, um vom MDK anerkannt zu werden. Im Idealfall sind alle Informationen, die für die Beatmungsentwöhnung bedeutsam sind, auf einem täglich zu führendem Dokument ("Weaningprotokoll") zu finden, was jedoch keine Grundvoraussetzung für die Anerkennung des Kodes darstellt.

Zur Anrechnung der Behandlungstage gilt folgendes:

„Als Behandlungstage gelten alle Tage ab Beginn der Beatmung, an denen mindestens ein Spontanatmungsversuch durchgeführt wurde oder für die eine schriftliche Begründung der Nichtdurchführung oder des Versagens des täglichen Spontanatmungsversuches vorliegt. Tage, an denen kein Spontanatmungsversuch unternommen wurde und keine schriftliche Begründung der Nichtdurchführung oder des Versagens des täglichen Spontanatmungsversuches vorliegt, sind nicht zu zählen. Tage ohne eine (intermittierende) maschinelle Beatmung sind nicht zu zählen."

Wie lang die intermittierende maschinelle Beatmung an einem Behandlungstag mindestens durchgeführt werden muss, um noch als Behandlungstag zu zählen, bleibt hier allerdings offen.

Die Entscheidung für eine Fortführung der Beatmung bzw. die Initiierung eines Spontanatmungsversuches sollte nach medizinischen Kriterien gemäß der Leitlinie für eine prolongierte Beatmungsentwöhnung [S2k-Leitlinie der DGP 2019] getroffen und entsprechend dokumentiert werden.

Der OPS-Kode kann erst kodiert werden ab einer Beatmungsdauer von 96 Stunden an aufeinander folgenden Tagen. Dabei ist nicht entscheidend, ob der Patient initial invasiv kontinuierlich oder nicht-invasiv diskontinuierlich beatmet wird. Wenn bei einer Gesamtbeatmungsdauer > 95 h die Entwöhnung im Sinne des OPS bereits innerhalb von 96 Stunden nach Beatmungsbeginn begonnen hat, sind auch diese Tage bei der Ermittlung der Behandlungstage zu berücksichtigen. Somit sollte prinzipiell jeder Beatmungstag im Sinne des OPS 8-718 dokumentiert werden.

Unabhängig von den Behandlungstagen im Sinne der OPS 8-718, sind immer auch alle Beatmungsstunden gemäß der überarbeiteten DKR 1001s zu erfassen, auch wenn die Kriterien für eine strukturierte Entwöhnung im Sinne des OPS 8-718 nicht erfüllt sind.

Die Verwendung des Kodes ist auch möglich, wenn die Mindestanforderungen des OPS erfüllt werden, aber die Entwöhnung fehlgeschlagen ist und der Patient zum Zeitpunkt der Entlassung fortwährend beatmet wird oder z.B. die (Wieder-)Einstellung auf eine häusliche maschinelle Beatmung erfolgt. Die Einleitung einer häuslichen maschinellen Beatmung während desselben stationären Aufenthaltes ist dann gesondert zu kodieren (8-716ff).

Eine Erlösrelevanz des Kodes ist für das Jahr 2020 weiterhin nicht vorgesehen, eine exakte Kodierung ist allerdings obligat vorzunehmen.

3.1.7 Komplikationen, Versorgung

Im Falle einer schwierigen oder misslungenen Intubation (Definitionen s. ASA Algorithmus 2013) steht der folgende ICD-Kode zur Verfügung:

T88.4 Misslungene oder schwierige Intubation

Es muss genau dokumentiert werden, welche Maßnahmen zur Bewältigung des Problems mit welchem Erfolg getroffen wurden (inkl. Anzahl der Intubationsversuche etc.) [MDK 53]. Der Kode T88.4 wurde allerdings im Jahr 2012 aus der CCL-Matrix gestrichen.
Bei zu erwartender schwieriger Intubation ist der Kode T88.4 nicht anzuwenden [MDK 403]. Hier ist, sofern zutreffend, die ursächliche Erkrankung als Nebendiagnose zu verschlüsseln:

J39.8- Sonstige näher bezeichnete Krankheiten der oberen Atemwege
J39.80 Erworbene Stenose der Trachea

Für Komplikationen während der Beatmung stehen folgende ICD-10-Kodes zur Verfügung:

J95.0 Funktionsstörung eines Tracheostomas
Blutung aus dem Tracheostoma
Obstruktion des durch Tracheotomie geschaffenen Luftweges
Sepsis des Tracheostomas [Sepsis zusätzlich kodieren]
Tracheo-Ösophagealfistel nach Tracheotomie
J95.80 Iatrogener Pneumothorax

R13.1 Dysphagie bei absaugpflichtigem Tracheostoma mit (teilweise) geblockter Trachealkanüle

3.1.8 Literatur

Westhoff et al.: S3-Leitlinie Nichtinvasive Beatmung als Therapie der akuten respiratorischen Insuffizienz, herausgegeben von der Deutschen Gesellschaft für Pneumologie und Beatmungsmedizin, Pneumologie 2015; 69:717-756.

Bein, T./Müller, T./Weber-Carstens, S.: Extrakorporale Lungenunterstützungsverfahren (ECMO/iLA). In: Pneumologie 62/2008, S. 137-142.

Institut für das Entgeltsystem im Krankenhaus (InEK GmbH): Deutsche Kodierrichtlinien – Version 2020.

Luecke, T./Herrmann, P./Quintel, M.: High frequency oscillatory ventilation (HFOV) as therapy for acute lung injury and ARDS. In: Anaesthesist 49/2000, S. 972–980.

Randerath, W.: Positionspapier des Verbandes pneumologischer Fachkliniken und der Deutschen Gesellschaft für Pneumologie und Beatmungsmedizin zur Kodierung der invasiven und nichtinvasiven Beatmung bei intensivmedizinisch versorgten Patienten. In: Pneumologie 67/2013, S. 371–375.

Randerath, W.: Positionspapier des Verbandes pneumologischer Kliniken (VPK) und der Deutschen Gesellschaft für Pneumologie (DGP) zur Kodierung der invasiven und nicht-invasiven Beatmung (NIV) bei intensivmedizinisch versorgten Patienten. In: Pneumologie 72/2018, S. 557–558.

Schönhofer, B.: Prolongiertes Weaning – S2k-Leitlinie, herausgegeben von der Deutschen Gesellschaft für Pneumologie und Beatmungsmedizin, In: AWMF online.

Windisch, W. et al.: Nichtinvasive und invasive Beatmung als Therapie der chronischen respiratorischen Insuffizienz – Revision 2017. S2k-Leitlinie herausgegeben von der Deutschen Gesellschaft für Pneumologie und Beatmungsmedizin e.V. In: Pneumologie 71/2017, S. 722–795.

Begründung zum BSG Urteil vom 19.12.2017:

http://juris.bundessozialgericht.de/cgi-bin/rechtsprechung/document.py?Gericht=bsg&ART=en&nr=14883

Practice Guidelines for Management of the Difficult Airway. In: Anesthesiology V 118 No 2. 2013

3.2 Reanimation

3.2.1 Herzstillstand [0903n]

Jeder **Herzstillstand** (I46.- Herzstillstand), der eine Reanimation nach sich zieht, wird gemäß DKR 0903 verschlüsselt. Dabei entscheidet der Ausgang der Reanimation über den Kode. 2015 wurde in der DKR 0903n klargestellt, dass ein Herzstillstand auch dann kodiert werden kann, wenn Wiederbelebungsmaßnahmen in unmittelbarem zeitlichem Zusammenhang mit der Aufnahme (z. B. präklinisch durch den Notarzt) erfolgt sind.

Der Herzstillstand ist nicht als Hauptdiagnose anzugeben, wenn die zugrunde liegende Ursache bekannt ist.

I46.0   Herzstillstand mit erfolgreicher Wiederbelebung

I46.9 Herzstillstand, nicht näher bezeichnet
Herzstillstand ohne erfolgreiche Wiederbelebung

R00.3 Pulslose elektrische Aktivität, anderenorts nicht klassifiziert
[nicht zusammen mit I46.-]

Der 2019 neu eingeführte Kode der pulslosen elektrischen Aktivität (R00.3) wäre aus Sicht der Kodierung nicht erforderlich gewesen. Er darf nicht gleichzeitig mit den Kodes für Herzstillstand (I46.-), sollte aber analog dazu verwendet werden. In Ergänzung zu Klarstellung der Kodierregel für den präklinischen Herzstillstand mit Wiederbelebung wurde für 2018 auch der entsprechende ICD-10-Kode angepasst. Soll das Vorliegen eines Herzstillstandes angegeben werden, der innerhalb von 24 Stunden vor Aufnahme in das Krankenhaus (präklinisch) aufgetreten ist und in unmittelbarem kausalen Zusammenhang mit der aktuellen stationären Behandlung steht, ist nun zu I46.- eine zusätzliche Schlüsselnummer zu benutzen:

U69.13! Herz-Kreislauf-Stillstand vor Aufnahme in das Krankenhaus

Diese Schlüsselnummer ist bei Vorliegen eines Herzstillstandes mit erfolgreicher Wiederbelebung (I46.0) oder eines Herzstillstandes ohne erfolgreiche Wiederbelebung (I46.9) anzugeben, wenn der Herzstillstand in unmittelbarem kausalen Zusammenhang mit der aktuellen stationären Behandlung steht und innerhalb von 24 Stunden vor stationärer Aufnahme außerhalb eines Krankenhauses aufgetreten ist. Dies wäre beispielsweise auch bei Fällen anzuwenden, bei denen der Patient unter Reanimationsbedingungen im Krankenhaus aufgenommen wird und die Wiederbelebung nach einiger Zeit eingestellt werden muss.

Die **Reanimation** eines Patienten durch den zuweisenden Notarzt kann nicht verschlüsselt werden, da dies keine Leistung durch das abrechnende Krankenhaus darstellt. Dagegen ist die primäre stationäre Aufnahme zur Reanimation kodierbar, unabhängig davon wie lange der Patient tatsächlich in der Klinik ist und ob die Reanimation erfolgreich ist [DKR 0903n].

Durch den Wegfall des OPS-Kodes 8-770 (Maßnahmen für die Atmung) im Jahr 2008, wurde die Kodierung der Reanimation deutlich vereinfacht, da nun immer der Kode 8-771 für die kardiale oder für die kardiopulmonale Reanimation angegeben werden kann.

Die Gabe von Medikamenten zur Reanimation oder zur Unterstützung derselben wird ebenfalls mittels eines OPS-Schlüssels erfasst:

ICD:

I46.0   Herzstillstand erfolgreiche Reanimation
I46.1   Plötzlicher Herztod, so beschrieben [nicht erfolgreiche Reanimation]
Exkl.: Plötzlicher Tod bei:
- *Erregungsleitungsstörung (I44–I45)*
- *Myokardinfarkt (I21–I22)*
- *o. n. A. (R96.-)*

I46.9   Herzstillstand erfolglose Reanimation
R003   Pulslose elektrische Aktivität, anderenorts nicht klassifiziert
Exkl.: Herzstillstand (I46.-)

OPS:

8-771   Kardiale oder kardiopulmonale Reanimation
8-772   Operative Reanimation
8-779   Andere Reanimationsmaßnahmen, z. B. medikamentöse Reanimation

3.2.2 Kardioversion & Defibrillation

Zur Kodierung der Kardioversion und Defibrillation von Herzrhythmusstörungen stehen zwei verschiedene OPS-Schlüssel zur Verfügung:

OPS:

8-640.0 Externe elektrische Defibrillation des Herzrhythmus, synchronisiert (Kardioversion)

8-640.1 Externe elektrische Defibrillation des Herzrhythmus, desynchronisiert (Defibrillation)

3.2.3 Temporärer externer Schrittmacher

Sämtliche Maßnahmen zur Gewährleistung oder Beendung einer temporären Stimulation des Herzrhythmus werden nur mit drei unterschiedlichen Prozeduren verschlüsselt, je nachdem, ob eine externe oder interne Stimulation stattfindet.

Eine intraoperative Stimulation selbst wird nur dann verschlüsselt, wenn sie bei einer Operation üblicherweise nicht durchgeführt wird. Gemäß DKR 0908l wird die Implantation temporärer Schrittmacherelektroden während einer Bypassoperation als Routinebestandteil dieses Eingriffs nicht gesondert kodiert.

OPS:

8-641   Temporäre externe elektrische Stimulation des Herzrhythmus

8-642   Temporäre interne elektrische Stimulation des Herzrhythmus

8-643   Elektrische Stimulation des Herzrhythmus, intraoperativ

3.2.4 Hypothermie

Die Hypothermiebehandlung bei Z. n. Herzstillstand wird mit einem OPS-Kode aus der Gruppe 8-607.- unter Angabe der benutzen Methode kodiert. Falls die Hypothermie selber im Rahmen einer HLM (Kodes aus 8-851.1 bis 8-851.5) stattfand, ist sie jedoch nicht zusätzlich zu kodieren.

OPS:

8-607   Hypothermiebehandlung

8-607.0 Invasive Kühlung durch Anwendung eines speziellen Kühlkatheters
8-607.1 Nicht invasive Kühlung durch Anwendung eines Speziallagerungssystems

Hinw.: Die Kühlung und Wiedererwärmung müssen kontrolliert und steuerbar erfolgen.

8-607.2 Nasopharyngeale Kühlung
8-607.3 Nicht invasive Kühlung durch Anwendung eines über Biofeedback kontrollier- und steuerbaren Kühlpad- oder Kühlelementesystems
8-607.4 Nicht invasive Kühlung durch Anwendung eines sonstigen Kühlpad- oder Kühlelementesystems

Hinw.: Es muss eine Messung der Körperkerntemperatur über eine Sonde erfolgen.

Die Kühlpads müssen adhäsiv sein.

Ein Kühlelementesystem besteht aus Matten, Decken, Westen und/oder Hauben.

3.3 Lagerung

Die Lagerungsbehandlung wird gemäß Hinweis des OPS-Kataloges bei „deutlich erhöhten personellen, zeitlichen oder materiellen Aufwand" kodiert. Spezielle Lagerungstechniken (wie z. B. bei Schienen und Extensions, Wirbelsäuleninstabilität, Hemi- und Tetraplegie oder nach großen Schädel-Hirn-Operationen) oder mit speziellen Hilfsmitteln (z. B. Rotations- oder Sandwichbett) rechtfertigen dabei die Kodierung. Ausdrücklich ausgenommen von einer kodierbaren Lagerungsbehandlung ist aber eine Antidekubitusmatratze. Siehe MDK-Empfehlung Nr. 93.

Ein Lagerungskode darf pro Aufenthalt nur einmal kodiert werden, jedoch können unterschiedliche Lagerungsmethoden bei einem Patienten verschlüsselt werden.

OPS:

8-390   Lagerungsbehandlung
8-390.0 Lagerung im Spezialbett
         Inkl.: Lagerung im Rotations- oder Sandwichbett, Lagerung im programmierbaren elektrischen Schwergewichtigenbett
8-390.1 Therapeutisch-funktionelle Lagerung auf neurophysiologischer Grundlage

Hinw.: Die Lagerung muss mehrmals täglich erfolgen.

8-390.2 Lagerung im Schlingentisch
8-390.3 Lagerung bei Schienen
8-390.4 Lagerung bei Extensionen
8-390.5 Lagerung im Weichlagerungsbett mit programmierbarer automatischer Lagerungshilfe
8-390.6 Lagerung im Spezialweichlagerungsbett für Schwerstbrandverletzte
8-390.x Sonstige

3.4 Ernährung & Stoma

Die enterale oder parenterale Ernährung ist gemäß P001f nur dann zu kodieren, wenn sie als alleinige Maßnahme durchgeführt wurde und nicht eine Teilkomponente einer Prozedur darstellt. Dies ist bei einer Intensivtherapie in der Regel nicht der Fall. Die Erstellung eines Behandlungsplanes ist dabei jeweils im Kode enthalten.

OPS:

8-015   Enterale Ernährungstherapie als medizinische Hauptbehandlung
8-015.0 Über eine Sonde
8-015.1 Über ein Stoma
8-015.2 Therapeutische Hyperalimentation

8-015.x Sonstige
8-015.y N. n. bez.
8-016 Parenterale Ernährungstherapie als medizinische Hauptbehandlung

Es existieren zwei Kodes der Ernährung als Nebenbehandlung, jedoch sind beide ausdrücklich **nicht bei intensivmedizinisch behandelten Patienten** zu benutzen:

8-017.- Enterale Ernährung als medizinische Nebenbehandlung
8-018.- Komplette parenterale Ernährung als medizinische Nebenbehandlung

Das Anlegen einer Ernährungssonde wird mit folgenden Kodes verschlüsselt. Dabei ist zu beachten, dass die radiologische Kontrolle der korrekten Sondenlage ebenso im Kode enthalten ist wie die diagnostische Ösophagogastroduodenoskopie (1-632):

OPS:
8-125 Anlegen und Wechsel einer duodenalen oder jejunalen Ernährungssonde
8-125.0 Transnasal, n. n. bez.
8-125.1 Transnasal, endoskopisch
8-125.2 Über eine liegende PEG-Sonde, endoskopisch

Für die Versorgung bzw. das Vorhandensein eines Enterostomas gibt es eigene ICD-Kodes:

ICD:
Z93.1 Vorhandensein eines Gastrostomas
Z93.2 Vorhandensein eines Ileostomas
Z93.3 Vorhandensein eines Kolostomas
Z93.4 Vorhandensein anderer künstlicher Körperöffnungen des Magen-Darmtraktes
Z43.1 Versorgung eines Gastrostomas
Z43.2 Versorgung eines Ileostomas
Z43.3 Versorgung eines Kolostomas
Z43.4 Versorgung anderer künstlicher Körperöffnungen des Verdauungstraktes

Zur Versorgung zählen jeweils diese Inklusiva:

- Einführung von Sonden oder Bougies
- Katheterentfernung
- Toilette oder Reinigung
- Umbildung
- Verschluss

Z46.5   Versorgen mit und Anpassen eines Ileostomas oder von sonstigen Vorrichtungen im Magen-Darmtrakt, Gastrostomie

3.5 Dialyseverfahren

Die Kodierregel 1401e beschreibt die Kodierung der Dialyse. Nach den grundsätzlichen Änderungen der Dialyseschlüssel im Jahre 2007 gab es in den Folgejahren kaum weitere Veränderungen, sodass folgende Dialyseschlüssel zur Verfügung stehen:

3.5.1 Hämodialyse

Bei der Hämodialyse unterscheidet man nach der Dauer der Maßnahme: dabei ist eine Hämodialyse mit einer Dauer von maximal 6 Stunden eine „intermittierende", mit einer Dauer von mehr als 6 Stunden eine „verlängert intermittierende".

Die „kontinuierliche" Hämodialyse bedingt als Grundlage eine primäre Planung von mehr als 24 Stunden, jedoch kann die Dauer bei Abbruch der Maßnahme auch weniger als 24 Stunden betragen und wird als „kontinuierliche, bis 24 Stunden" kodiert.

Weiterhin gibt der OPS-Katalog vor, dass ein Behandlungszyklus mit Anschluss an die Dialysemaschine beginnt und mit Entlassung des Patienten oder der Unterbrechung des Verfahrens für mehr als 24 Stunden endet. Dabei ist bei einer Unterbrechung bis zu 24 Stunden keine neue Verschlüsselung der Prozedur erforderlich, 2012 entfiel auch der Hinweis, dass es sich um eine „technisch bedingte" Unterbrechung handeln muss.

Ansonsten gilt für alle Dialyseprozeduren gleich, dass jede durchgeführte Prozedur zu kodieren ist.

Ein 2007 neu eingeführter Detaillierungsgrad unterscheidet die Techniken nach der Art der Antikoagulation, wobei die Gabe von Heparin oder eine fehlende Antikoagulation allen anderen Substanzen einschließlich Citrat gegenüber gestellt wird.

Bei Versagen oder fehlender Funktionsaufnahme eines Nierentransplantates (T86.1-) ist ein Zusatzkode (8-85a) im stationären Verlauf der Nierentransplantation mit anzugeben [DKR P015r]. Seit 2009 besteht auch die Möglichkeit, die Elimination von Leichtketten spezifisch zu kodieren (8-854.8). Dieser Kode führt in das nicht bewertete Zusatzentgelt ZE2020-109 für eine High Cutoff Dialyse.

OPS:

8-854   Hämodialyse
8-854.2   Intermittierend, Antikoagulation mit Heparin oder ohne Antikoagulation
8-854.3   Intermittierend, Antikoagulation mit sonstigen Substanzen, inkl. Citrat
8-854.4   Verlängert intermittierend, Antikoagulation mit Heparin oder ohne Antikoagulation
8-854.5   Verlängert intermittierend, Antikoagulation mit sonstigen Substanzen, inkl. Citrat
8-854.6   Kontinuierlich, venovenös, pumpengetrieben (CVVHD), Antikoagulation mit Heparin oder ohne Antikoagulation
   .60 Bis 24 Stunden
   .61 Mehr als 24 bis 72 Stunden
   .62 Mehr als 72 bis 144 Stunden
   .63 Mehr als 144 bis 264 Stunden
   .64 Mehr als 264 bis 432 Stunden
   .66 Mehr als 432 bis 600 Stunden
   .67 Mehr als 600 bis 960 Stunden
   .68 Mehr als 960 bis 1.320 Stunden
   .69 Mehr als 1.320 bis 1.680 Stunden

.6a Mehr als 1.680 bis 2.040 Stunden
.6b Mehr als 2.040 bis 2.400 Stunden
.6c Mehr als 2.400 Stunden

8-854.7 Kontinuierlich, venovenös, pumpengetrieben (CVVHD), Antikoagulation mit sonstigen Substanzen, inkl. Citrat
.70 Bis 24 Stunden
.71 Mehr als 24 bis 72 Stunden
.72 Mehr als 72 bis 144 Stunden
.73 Mehr als 144 bis 264 Stunden
.74 Mehr als 264 bis 432 Stunden
.76 Mehr als 432 bis 600 Stunden
.77 Mehr als 600 bis 960 Stunden
.78 Mehr als 960 bis 1.320 Stunden
.79 Mehr als 1.320 bis 1.680 Stunden
.7a Mehr als 1.680 bis 2.040 Stunden
.7b Mehr als 2.040 bis 2.400 Stunden
.7c Mehr als 2.400 Stunden

8-854.8 Verlängert intermittierend, zur Elimination von Proteinen mit einer Molekularmasse bis 60.000
Inkl.: Elimination von Leichtketten

Hinw.: Eine verlängerte intermittierende Hämodialyse dauert mehr als 6 Stunden.

8-85a Dialyseverfahren wegen mangelnder Funktionsaufnahme und Versagen eines Nierentransplantates bei Nierentransplantation während des gleichen Aufenthaltes

8-85a.0 Intermittierend
.00 1 bis 3 Behandlungen
.01 4 bis 5 Behandlungen
.02 6 bis 10 Behandlungen
.03 11 oder mehr Behandlungen

8-85a.1 Kontinuierlich
.13 Bis 24 Stunden
.14 Mehr als 24 bis 72 Stunden

.15 Mehr als 72 bis 144 Stunden
.16 Mehr als 144 bis 264 Stunden
.17 Mehr als 264 bis 432 Stunden
.19 Mehr als 432 bis 600 Stunden
.1a Mehr als 600 bis 960 Stunden
.1b Mehr als 960 bis 1.320 Stunden
.1c Mehr als 1.320 bis 1.680 Stunden
.1d Mehr als 1.680 bis 2.040 Stunden
.1e Mehr als 2.040 bis 2.400 Stunden
.1f Mehr als 2.40 0 Stunden

3.5.2 Hämodiafiltration

Die Verschlüsselung der Hämodiafiltration unterscheidet sich nach Art und Weise nicht von der einer Hämodialyse. Jedoch ist hier zu beachten, dass die Schlüssel eine andere Reihenfolge aufweisen.

OPS:

8-855   Hämodiafiltration
8-855.1   Kontinuierlich, arteriovenös (CAVHDF)
.13 Bis 24 Stunden
.14 Mehr als 24 bis 72 Stunden
.15 Mehr als 72 bis 144 Stunden
.16 Mehr als 144 bis 264 Stunden
.17 Mehr als 264 bis 432 Stunden
.19 Mehr als 432 bis 600 Stunden
.1a Mehr als 600 bis 960 Stunden
.1b Mehr als 960 bis 1.320 Stunden
.1c Mehr als 1.320 bis 1.680 Stunden
.1d Mehr als 1.680 bis 2.040 Stunden
.1e Mehr als 2.040 bis 2.400 Stunden
.1f Mehr als 2.40-0 Stunden
8-855.3   Intermittierend, Antikoagulation mit Heparin oder ohne Antikoagulation

8-855.4	Intermittierend, Antikoagulation mit sonstigen Substanzen, inkl. Citrat
8-855.5	Verlängert intermittierend, Antikoagulation mit Heparin oder ohne Antikoagulation
8-855.6	Verlängert intermittierend, Antikoagulation mit sonstigen Substanzen, inkl. Citrat
8-855.7	Kontinuierlich, venovenös, pumpengetrieben (CVVH-DF), Antikoagulation mit Heparin oder ohne Antikoagulation

.70 Bis 24 Stunden
.71 Mehr als 24 bis 72 Stunden
.72 Mehr als 72 bis 144 Stunden
.73 Mehr als 144 bis 264 Stunden
.74 Mehr als 264 bis 432 Stunden
.76 Mehr als 432 bis 600 Stunden
.77 Mehr als 600 bis 960 Stunden
.78 Mehr als 960 bis 1.320 Stunden
.79 Mehr als 1.320 bis 1.680 Stunden
.7a Mehr als 1.680 bis 2.040 Stunden
.7b Mehr als 2.040 bis 2.400 Stunden
.7c Mehr als 2.400 Stunden

8-855.8 Kontinuierlich, venovenös, pumpengetrieben (CVVHDF), Antikoagulation mit sonstigen Substanzen, inkl. Citrat

.80 Bis 24 Stunden
.81 Mehr als 24 bis 72 Stunden
.82 Mehr als 72 bis 144 Stunden
.83 Mehr als 144 bis 264 Stunden
.84 Mehr als 264 bis 432 Stunden
.86 Mehr als 432 bis 600 Stunden
.87 Mehr als 600 bis 960 Stunden
.88 Mehr als 960 bis 1.320 Stunden
.89 Mehr als 1.320 bis 1.680 Stunden
.8a Mehr als 1.680 bis 2.040 Stunden
.8b Mehr als 2.040 bis 2.400 Stunden
.8c Mehr als 2.400 Stunden

3.5.3 Hämofiltration

Bei der Hämofiltration treffen die Regeln zur Antikoagulation und Dauer der Maßnahme genauso wie bei der Hämodialyse zu.

OPS:

8-853   Hämofiltration
8-853.1   Kontinuierlich, arteriovenös (CAVH)
   .13 Bis 24 Stunden
   .14 Mehr als 24 bis 72 Stunden
   .15 Mehr als 72 bis 144 Stunden
   .16 Mehr als 144 bis 264 Stunden
   .17 Mehr als 264 bis 432 Stunden
   .19 Mehr als 432 bis 600 Stunden
   .1a Mehr als 600 bis 960 Stunden
   .1b Mehr als 960 bis 1.320 Stunden
   .1c Mehr als 1.320 bis 1.680 Stunden
   .1d Mehr als 1.680 bis 2.040 Stunden
   .1e Mehr als 2.040 bis 2.400 Stunden
   .1f Mehr als 2.400 Stunden
8-853.3   Intermittierend, Antikoagulation mit Heparin oder ohne Antikoagulation
8-853.4   Intermittierend, Antikoagulation mit sonstigen Substanzen, mit Citrat
8-853.5   Verlängert intermittierend, Antikoagulation mit Heparin oder ohne Antikoagulation
8-853.6   Verlängert intermittierend, Antikoagulation mit sonstigen Substanzen, mit Citrat
8-853.7   Kontinuierlich, venovenös, pumpengetrieben (CVVH), Antikoagulation mit Heparin oder ohne Antikoagulation
   .70 Bis 24 Stunden
   .71 Mehr als 24 bis 72 Stunden
   .72 Mehr als 72 bis 144 Stunden
   .73 Mehr als 144 bis 264 Stunden
   .74 Mehr als 264 bis 432 Stunden

.76 Mehr als 432 bis 600 Stunden
.77 Mehr als 600 bis 960 Stunden
.78 Mehr als 960 bis 1.320 Stunden
.79 Mehr als 1.320 bis 1.680 Stunden
.7a Mehr als 1.680 bis 2.040 Stunden
.7b Mehr als 2.040 bis 2.400 Stunden
.7c Mehr als 2.400 Stunden

8-853.8 Kontinuierlich, venovenös, pumpengetrieben (CVVH), Antikoagulation mit sonstigen Substanzen, mit Citrat
.80 Bis 24 Stunden
.81 Mehr als 24 bis 72 Stunden
.82 Mehr als 72 bis 144 Stunden
.83 Mehr als 144 bis 264 Stunden
.84 Mehr als 264 bis 432 Stunden
.86 Mehr als 432 bis 600 Stunden
.87 Mehr als 600 bis 960 Stunden
.88 Mehr als 960 bis 1.320 Stunden
.89 Mehr als 1.320 bis 1.680 Stunden
.8a Mehr als 1.680 bis 2.040 Stunden
.8b Mehr als 2.040 bis 2.400 Stunden
.8c Mehr als 2.400 Stunden

3.5.4 Leberersatztherapie

Zur Leberersatztherapie (MARS = Molecular Adsorbents Recirculating System) existiert nur ein OPS-Schlüssel, der das Krankenhaus-individuell zu bestimmende Zusatzentgelt ZE2020-10 triggert.

OPS:

8-858   Extrakorporale Leberersatztherapie [Leberdialyse]

3.6 Mechanische Kreislaufunterstützung

Insbesondere im kardiogenen Schock ist neben der medikamentösen Kreislaufunterstützung und dem Volumenmanagement auch die Möglichkeit zur mechanischen Kreislaufunterstützung gegeben. Die kausale Therapie im kardiogenen Schock hat für die Mortalitätsreduktion den wichtigsten Einfluss. Eine Kreislaufunterstützung ist für das Überleben und die Folgeerkrankungen ebenfalls bedeutsam. Idealerweise sollte zur Aufrechterhaltung der Organperfusion ein Mitteldruck von ca. 70 mmHg aufrechterhalten werden. Die mechanische Kreislaufunterstützung kann in intravaskuläre und extrakorporale Systeme unterschieden werden.

3.6.1 Intravaskuläre Unterstützungssysteme

Intraaortale Ballongegenpulsation (IABP)
Das in der Vergangenheit am häufigsten eingesetzte mechanische System im kardiogenen Schock ist die intraaortale Ballongegenpulsation, welches auf eine antizyklische Füllung und Deflation eines aortalen Ballons mit Helium basiert. Hierdurch kann die Nachlast reduziert werden und durch eine diastolische Druckerhöhung die Koronarperfusion optimiert werden. Ein Überlebensvorteil wurde insbesondere für Patienten mit kardiogenem Schock, Myokardinfarkt und thrombolytischer Therapie gezeigt [Sandborn, 2000]. Nach aktuellen Leitlinien besteht beim kardiogenen Schock noch eine I-C Empfehlung zum Einsatz der IABP, wobei der Nutzen in Verbindung mit einer Koronarintervention nicht bewiesen ist. Die 2012 publizierte IABP-Shock II Studie hat allerdings keinen Nutzen der IABP im kardiogenen Schock gezeigt [Thiele, 2012].

ZE2020-22

OPS:

5-376.00 Implantation und Entfernung eines herzunterstützenden Systems, offen chirurgisch: Intraaortale Ballonpumpe: Implantation

8-839.0 Andere therapeutische Katheterisierung und Kanüleneinlage in Herz und Blutgefäße: Perkutane Einführung einer intraaortalen Ballonpumpe

Dauer:

8-83a.0 Intraaortale Ballonpumpe
Exkl.: Offen chirurgische Implantation und Entfernung einer intraaortalen Ballonpumpe (5-376.0 ff.)

Perkutane Einführung und Entfernung einer intraaortalen Ballonpumpe (8-839.0, 8-839.3)

8-83a.00 Bis unter 48 Stunden
8-83a.01 48 bis unter 96 Stunden
8-83a.02 96 oder mehr Stunden

Entfernung:

5-376.01 Implantation und Entfernung eines herzunterstützenden Systems, offen chirurgisch: Intraaortale Ballonpumpe: Entfernung
8-839.3 Entfernung einer intraaortalen Ballonpumpe

Intravaskuläre Schraubenpumpen (Mikroaxial-Blutpumpe)
Die axialen Schraubenpumpen (z. B. Impella) können 2–3 l/min Blut aus dem linken Ventrikel in die Aorta pumpen und somit den Kreislauf unterstützen [Meyns 2003]. Sie ist beim kardiogenen Schock im Rahmen der Leitlinien als linksventrikuläres Unterstützungssystem mit einer IIa-C Klasse empfohlen.

ZE2020-62

OPS (Änderung für 2020: statt uni- und biventrikulärer Implantation nun links- und rechtsventrikulär mit Regel für die Kombination):

8-839.46 Implantation einer linksventrikulären axialen Pumpe
Hinw.: Die Dauer der Behandlung mit einer transvasal platzierten axialen Pumpe zur Kreislaufunterstützung ist gesondert zu kodieren (8-83a.3 ff.).
Bei gleichzeitiger links- und rechtsventrikulärer Unterstützung ist die Implantation der rechtsventrikulären axialen Pumpe zusätzlich zu kodieren (8-839.47).
Die Dauer der gleichzeitig durchgeführten rechtsventrikulären Unterstützung ist nicht zusätzlich zu kodieren.

8-839.47 Implantation einer rechtsventrikulären axialen Pumpe
Hinw.: Die Dauer der Behandlung mit einer transvasal platzierten axialen Pumpe zur Kreislaufunterstützung ist gesondert zu kodieren (8-83a.3 ff.).
Bei gleichzeitiger rechts- und linksventrikulärer Unterstützung ist die Implantation der linksventrikulären axialen Pumpe zusätzlich zu kodieren (8-839.46).
Die Dauer der gleichzeitig durchgeführten linksventrikulären Unterstützung ist nicht zusätzlich zu kodieren.

8-839.48 Entfernung einer linksventrikulären axialen Pumpe

8-839.49 Entfernung einer rechtsventrikulären axialen Pumpe

Dauer (Verlängerung der Dauer ab 2020 auf 576 Stunden mit neuen Stufen):

8-83a.3 Transvasal platzierte axiale Pumpe zur Kreislaufunterstützung
Exkl.: Implantation und Entfernung einer transvasal platzierten axialen Pumpe zur Kreislaufunterstützung (8-839.4 ff.)

8-83a.30 Bis unter 48 Stunden
8-83a.31 48 bis unter 96 Stunden
8-83a.34 96 bis unter 144 Stunden
8-83a.35 144 bis unter 192 Stunden
8-83a.36 192 bis unter 240 Stunden
8-83a.37 240 bis unter 288 Stunden
8-83a.38 288 bis unter 384 Stunden
8-83a.39 384 bis unter 480 Stunden

8-83a.3a 480 bis unter 576 Stunden
8-83a.3b 576 oder mehr Stunden

3.6.2 Extrakorporale Pumpsysteme

Bei extrakorporalen Pumpsystemen wird typischerweise durch eine Zentrifugalpumpe außerhalb des Körpers und eine venösen, sowie arteriellen Kanülierung eine Flussrate von 3–5 l/min erreicht werden. Diese Pumpsysteme können entweder als alleinige Kreislaufunterstützung eingesetzt werden (z. B. Tandem-Heart) oder mit einer zusätzlichen extrakorporalen Membranoxygenation (ECMO) kombiniert werden. Sie sind bei therapierefraktärem kardiogenem Schock indiziert mit einer Klasse IIa-C Empfehlung [MDK 415]. 2013 wurde ein neuer Zusatzkode für die Anwendung eines doppellumigen Katheters als Kanüle bei einer extrakorporalen Membranoxygenation eingeführt.

OPS:

Hinw.: Unterschiedliche Kodes für die Länge der Behandlung. Diese wurden 2015 und erneut 2017 deutlich ausgeweitet auf maximal kodierbare 1.152 Stunden oder mehr. Die Kodierung der Behandlungsdauer erfolgt jeweils an der 6. Stelle des OPS-Kodes.

8-852.- Extrakorporale Membranoxygenation (ECMO) und Prä-ECMO-Therapie
8-852.0 Veno-venöse extrakorporale Membranoxygenation (ECMO) ohne Herzunterstützung
8-852.2 Extrakorporale Lungenunterstützung, pumpenlos (PECLA)
8-852.3 Anwendung einer minimalisierten Herz-Lungen-Maschine
Inkl.: ECLS, veno-arterielle extrakorporale Membranoxygenation (ECMO) mit Herzunterstützung, veno-venös-arterielle extrakorporale Membranoxygenation (ECMO) mit Herzunterstützung

8-852.4 Anwendung eines doppellumigen Katheters als Kanüle [Zusatzkode]
8-852.5 Veno-venöse extrakorporale CO2-Elimination
8-852.6 Anwendung eines ECMO-Moduls mit Kanülen im rechten Vorhof und in der Pulmonalarterie (RA-PA-ECMO-Modul) bei Rechtsherz-Unterstützung

Hinw.: Unterschiedliche Kodes für die Länge der Behandlung. Diese wurden 2015 und erneut 2017 deutlich ausgeweitet auf maximal kodierbare 1.152 Stunden oder mehr. Die Kodierung der Behandlungsdauer erfolgt jeweils an der 6. Stelle des OPS-Kodes.

ZE2020-03

In das Zusatzentgelt „ECMO und PECLA" führen nur die Kodes aus 8-852.0*, 8-852.2* und 8-852.3*.

Im Katalog 2019 wurde der Kode 8-852.6 Anwendung eines ECMO-Moduls mit Kanülen im rechten Vorhof und in der Pulmonalarterie (RA-PA-ECMO-Modul) bei Rechtsherz-Unterstützung neu eingeführt. Er wird an 6. Stelle nach Dauer der Behandlung in Stunden weiter unterteilt. Die perkutane Implantation der Kanülen ist im Kode enthalten, nicht jedoch die offen chirurgische Implantation der Kanülen (gesondert zu kodieren mit 5-37b ff.), die offen chirurgische Implantation eines herzunterstützenden Systems (5-376 ff.) und die endovaskuläre oder transvasale Implantation der Kreislaufunterstützung (8-839 ff.)

Ebenfalls vorhanden, aber nicht als Zusatzentgelt vergütet, ist folgender Kode:

8-852.1 Prä-ECMO-Therapie

Dieser Kode ist dafür in einigen Beatmungs-DRGs aus A09, A11 und A13 erlösrelevant.

Hinw.: Vorhaltung einer einsatzfähigen ECMO oder minimalisierten Herz-Lungen-Maschine ohne anschließende Durchführung einer Therapie mit einer ECMO oder minimalisierten Herz-Lungen-Maschine.

3.6.3 Herzunterstützungssysteme („Kunstherz")

Einen weiteren Bereich bilden die extra- oder intrakorporalen herzunterstützenden Systeme, die alle offen chirurgisch implantiert werden müssen. Die OPS-Kodes werden nach Art, Maßnahme und Lokalisation der Pumpe unterschieden:

ZE2020-02

OPS:

- 5-376.- Implantation und Entfernung eines herzunterstützenden Systems, offen chirurgisch
- 5-376.20 Implantation und Entfernung eines herzunterstützenden Systems, offen chirurgisch: Extrakorporale Pumpe (z. B. Kreiselpumpe oder Zentrifugalpumpe), univentrikulär: Implantation mit Sternotomie
- 5-376.21 Implantation und Entfernung eines herzunterstützenden Systems, offen chirurgisch: Extrakorporale Pumpe (z. B. Kreiselpumpe oder Zentrifugalpumpe), univentrikulär: Entfernung mit Sternotomie
- 5-376.22 Implantation und Entfernung eines herzunterstützenden Systems, offen chirurgisch: Extrakorporale Pumpe (z. B. Kreiselpumpe oder Zentrifugalpumpe), univentrikulär: Isolierter Pumpenwechsel, nicht offen chirurgisch
- 5-376.23 Implantation und Entfernung eines herzunterstützenden Systems, offen chirurgisch: Extrakorporale Pumpe (z. B. Kreiselpumpe oder Zentrifugalpumpe), univentrikulär: Implantation transapikal
- 5-376.24 Implantation und Entfernung eines herzunterstützenden Systems, offen chirurgisch: Extrakorporale Pumpe (z. B. Kreiselpumpe oder Zentrifugalpumpe), univentrikulär: Entfernung transapikal
- 5-376.30 Implantation und Entfernung eines herzunterstützenden Systems, offen chirurgisch: Extrakorporale Pumpe (z. B. Kreiselpumpe oder Zentrifugalpumpe), biventrikulär: Implantation

5-376.32 Implantation und Entfernung eines herzunterstützenden Systems, offen chirurgisch: Extrakorporale Pumpe (z. B. Kreiselpumpe oder Zentrifugalpumpe), biventrikulär: Isolierter Pumpenwechsel, nicht offen chirurgisch

5-376.40 Implantation und Entfernung eines herzunterstützenden Systems, offen chirurgisch: Intrakorporale Pumpe, univentrikulär: Implantation

5-376.50 Implantation und Entfernung eines herzunterstützenden Systems, offen chirurgisch: Intrakorporale Pumpe, biventrikulär: Implantation

5-376.60 Implantation und Entfernung eines herzunterstützenden Systems, offen chirurgisch: Kunstherz (totaler Herzersatz): Implantation

5-376.70 Implantation und Entfernung eines herzunterstützenden Systems, offen chirurgisch: Parakorporale Pumpe, univentrikulär: Implantation

5-376.72 Implantation und Entfernung eines herzunterstützenden Systems, offen chirurgisch: Parakorporale Pumpe, univentrikulär: Isolierter Pumpenwechsel, nicht offen chirurgisch

5-376.80 Implantation und Entfernung eines herzunterstützenden Systems, offen chirurgisch: Parakorporale Pumpe, biventrikulär: Implantation

5-376.82 Implantation und Entfernung eines herzunterstützenden Systems, offen chirurgisch: Parakorporale Pumpe, biventrikulär: Isolierter Pumpenwechsel, nicht offen chirurgisch

3.6.4 Literatur

Hochman, J. S. et al.: Cardiogenic shock complicating acute myocardial infarction. In: JACC 36(3s1)/2000, S. 1063–1070.

Sandborn, T. A. et al.: Impact of thrombolysis, intra-aortic balloon pump counterpulsation, and their combination in cardiogenic shock complicating acute myocardial infarction: a report from the SHOCK Trial Registry. In: JACC 36(3s1)/2000, S. 1123–1129.

Thiele, H. et al.: Intraaortic balloon support for myocardial infarction with cardiogenic shock. In: N Engl J Med /3672012, S. 1287–1296.

3.7 Komplexbehandlungen

Mit der Einführung der OPS-Kodes für Komplexbehandlungen (8-97* bis 8-98*) sollen aufwendigere Fälle identifiziert werden, wenn herkömmliche Splitt-Kriterien wie Nebendiagnosen oder durchgeführte Maßnahmen nicht greifen. Über die letzten Jahre wurden dazu immer feinere Komplexbehandlungen entwickelt, die aber weiterhin nicht alle erlösrelevant sind. Folgende Abschnitte behandeln die wichtigsten Komplexbehandlungen, mit einem Augenmerk auf die intensivmedizinischen Komplexbehandlungen bei Erwachsenen (8-980.*, 8-98f.*). Grundsätzlich ist es möglich, dass mehrere Komplexbehandlungen gleichzeitig bei einem Fall kodiert werden können, wie z. B. die „neurologische Komplexbehandlung des akuten Schlaganfalls" (8-981.*) und eine „neurologische Frührehabilitation" (8-552.*), wie das DIMDI auch auf seiner Webseite bestätigt hat: www.dimdi.de. Nicht gleichzeitig möglich ist die Kodierung des Intensivscores und des Pflegekomplexmaßnahmen-Scores (PKMS OPS: 9-20).

Seit 2013 gibt es zwei konkurrierende OPS-Kodes für die „normale" (8-980.*) und die neue „aufwendige" (8-98f.*) intensivmedizinische Komplexbehandlung (den sogenannten „Super-SAPS") bei Erwachsenen, die sich durch die erheblich aufwendigeren Mindestmerkmale der neuen Komplexbehandlung unterscheiden. Erstmalig basierend auf den Kalkulationsdaten 2013 erfolgte im G-DRG-System 2015 auch eine Differenzierung in der Erlösrelevanz dieser beiden Komplexkodes. Darum können einige DRGs drei verschiedene Punkteangaben in ihren Definitionen enthalten, wie z. B. die A09A mit „... 2352/1932/2208 Punkte ...". Die Reihenfolge der Punkte ist dabei immer identisch und erfolgt in dieser Weise: Intensivmedizinische Komplexbehandlung im **Kindesalter** (8-98d)/**aufwendige** intensivmedizinische Komplexbehandlung (8-98f)/intensivmedizinische Komplexbehandlung (8-980). Werden die Komplexbehandlungen nicht für die DRG-Gruppierung herangezogen, wird dies ebenfalls über den DRG-Titel angezeigt, wie z.B. in der DRG F36A „... 1176 / 1380 / - Aufwandspunkte ...", welche über die „normale" Intensivmedizinische Komplexbehandlung (8-980) nicht mehr erreichbar ist.

Gemäß FAQ Nr. 8031 des DIMDI können die Kodes der beiden intensivmedizinischen Komplexbehandlungen nicht gleichzeitig angegeben werden, sondern immer nur der höchste zutreffende Kode: *„Wenn ein Patient nur auf einer Intensivstation behandelt wird, die die Kriterien des neuen OPS-Kodes 8-98f erfüllt, ist nur ein Kode aus dem Bereich 8-98f anzugeben."*

Wechselt ein Patient jedoch zwischen den beiden Arten, so werden die Punkte der „normalen" Komplexbehandlung komplett aufsummiert und zusätzlich die Punkte der aufwendigen Behandlung dokumentiert: *„Es müssen für diese Patienten ein Kode aus dem Bereich 8-980 für den Gesamtaufenthalt (Gesamtpunkte) auf beiden Intensivstationen und ein Kode für den Aufenthalt auf der Intensivstation (nur die Punkte auf dieser Intensivstation), die die Kriterien des neuen OPS-Kodes 8-98f erfüllt, angegeben werden."*

Für die einfachere Anwendung der Komplexbehandlungen kursieren verschiedene Formulare des MDS oder der Krankenkassen, auf der die betreffenden Krankenhäuser die in den OPS-Kodes jeweils geforderten Mindestanforderungen als strukturelle Kodiervoraussetzungen schriftlich bestätigen können. Rein rechtlich besteht für solche Formulare keine Notwendigkeit, jedoch können sie dabei helfen, eine grundsätzlich gegebene Voraussetzung zur Kodierung der Komplexbehandlungen zu bestätigen, um Kassenanfragen in diese Richtung schon vorab einzudämmen.

2018 wurde der Kode 8-98f komplett überarbeitet und teilweise verschärft (Details siehe unten). 2019 wurde ein neuer Komplexkode für die Ernährungstherapie geschaffen. 2020 gab es vor allem Klarstellungen zu Teamsitzungen und Dokumentationsvorgaben sowie kleinere Änderungen in vielen Komplexkodes.

3.7.1 Liste der Komplexbehandlungen

8-55	[mehrere Kodes für Frührehamaßnahmen]
8-971	Multimodale dermatologische Komplexbehandlung
8-972	Komplexbehandlung bei schwerbehandelbarer Epilepsie
8-973	Komplexbehandlung bei Spina bifida
8-974	Multimodale Komplexbehandlung bei sonstiger chronischer Erkrankung
8-975	Naturheilkundliche und anthroposophisch-medizinische Komplexbehandlung
8-976	Komplexbehandlung bei Querschnittlähmung
8-977	Multimodal-nichtoperative Komplexbehandlung des Bewegungssystems
8-978	Aufrechterhaltung der Homöostase für die postmortale Organspende
8-979	Stationäre Behandlung vor Transplantation
8-97a	Multimodale intensivmedizinische Überwachung und Behandlung bei zerebrovaskulären Vasospasmen
8-97b	Multimodale intensivmedizinische Überwachung und Behandlung bei neuromuskulären Erkrankungen
8-97c	Stationäre Behandlung bei erfolgter Aufnahme auf die Warteliste zur Organtransplantation
8-97d	Multimodale Komplexbehandlung bei Morbus Parkinson
8-97e	Behandlung des Morbus Parkinson in der Spätphase mit Arzneimittelpumpen
8-980	**Intensivmedizinische Komplexbehandlung (Basisprozedur)**
8-981	Neurologische Komplexbehandlung des akuten Schlaganfalls
8-982	Palliativmedizinische Komplexbehandlung
8-983	Multimodale rheumatologische Komplexbehandlung

8-984	Multimodale Komplexbehandlung bei Diabetes mellitus
8-985	Motivationsbehandlung Abhängigkeitskranker [Qualifizierter Entzug]
8-986	Multimodale kinder- und jugendrheumatologische Komplexbehandlung
8-987	Komplexbehandlung bei Besiedelung oder Infektion mit multiresistenten Erregern [MRE] (siehe auch Kap. 2.1.11)
8-988	Spezielle Komplexbehandlung der Hand
8-989	Chirurgische Komplexbehandlung bei schweren Infektionen
8-98a	Teilstationäre geriatrische Komplexbehandlung
8-98b	Andere neurologische Komplexbehandlung des akuten Schlaganfalls
8-98d	Intensivmedizinische Komplexbehandlung im Kindesalter (Basisprozedur)
8-98e	Spezialisierte stationäre palliativmedizinische Komplexbehandlung
8-98f	Aufwendige intensivmedizinische Komplexbehandlung (Basisprozedur)
8-98g	Komplexbehandlung bei Besiedelung oder Infektion mit nicht multiresistenten isolationspflichtigen Erregern
8-98h	Spezialisierte palliativmedizinische Komplexbehandlung durch einen Palliativdienst
8-98j	Ernährungsmedizinische Komplexbehandlung

3.7.2 Intensivmedizinische Komplexbehandlung (Basisprozedur)

Die wichtigsten OPS-Ziffern (8-980 und 8-98f) dieser Gruppe beschreiben die Komplexbehandlung erwachsener Patienten auf einer Intensivstation. Dazu müssen aber unbedingt die im OPS-Katalog erwähnten Inklusiva und Exklusiva berücksichtigt werden, sonst wird die Leistung im Rahmen einer Einzelfallprüfung durch den MD nicht anerkannt. Grundsätzlich von der Kodierung ausgeschlossen sind Kinder vor Vollendung des 14. Lebensjahrs und Intensivbehandlungen unter 24 Stunden Dauer. 2009 wurde die Kodierung bei niedrigen Punktzahlen detaillierter, des Weiteren wurde die teilweise fehlerhafte Eingruppierung bei Konkurrenz zwischen Beatmungszeit und Komplexpunkten aufgehoben. 2010 kam ein weiteres Kriterium zu den Mindestmerkmalen hinzu, nämlich die ab 2013 obligat notwendige Zusatzweiterbildung „Intensivmedizin" für die leitenden Ärzte der Intensivstation (mindestens Leitung und Stellvertretung).

Merkmale zur Kodierung der „normalen" intensivmedizinischen Komplexbehandlung:
Exkl.:

- Intensivüberwachung ohne akute Behandlung lebenswichtiger Organsysteme oder kurzfristige (< 24 Stunden) Intensivbehandlung
- Kurzfristige (< 24 Stunden) Stabilisierung von Patienten nach operativen Eingriffen

---

Hinw.: Mindestmerkmale:

- Kontinuierliche, 24-stündige Überwachung und akute Behandlungsbereitschaft durch ein Team von Pflegepersonal und Ärzten, die in der Intensivmedizin erfahren sind und die aktuellen Probleme ihrer Patienten kennen.
- Behandlungsleitung durch einen Facharzt mit der Zusatzweiterbildung „Intensivmedizin".
- Eine ständige ärztliche Anwesenheit auf der Intensivstation muss gewährleistet sein. Der Arzt der Intensivstation kann zu einem kurzfristigen Notfalleinsatz innerhalb des Krankenhauses (z. B. Reanimation) hinzugezogen werden.
- Die Anzahl der Aufwandspunkte errechnet sich aus der Summe des täglichen SAPS II (ohne Glasgow Coma Scale) über die Verweildauer auf der Intensivstation (total SAPS II) plus der Summe von 10 täglich ermittelten aufwendigen Leistungen aus dem TISS-Katalog über die Verweildauer auf der Intensivstation.

- Spezielle intensivmedizinische Prozeduren, wie Transfusion von Plasma und Plasmabestandteilen, Plasmapherese und Immunadsorption, Anlage und Betrieb einer ECMO/ECLS, Maßnahmen im Rahmen der Reanimation u.a. sind gesondert zu kodieren.
- Dieser Kode ist für Patienten, die bei stationärer Aufnahme das 14. Lebensjahr vollendet haben, anzugeben.

Der strittige Punkt der „ständigen ärztlichen Anwesenheit" hat das DIMDI ebenfalls – bereits bei Einführung des Kodes 2005 und später noch einmal für die Version ab 2011 – auf seiner Webseite klargestellt:

Zitat: *„Für das Jahr 2005 bedeutet ‚ständige Anwesenheit', dass der Arzt ständig auf der Intensivstation anwesend sein muss, d. h. er muss innerhalb kürzester Zeit (etwa 5 Minuten) direkt handlungsfähig am Patienten sein. Es ist also durchaus denkbar, dass er sich während des Dienstes auf der Station in einem Nebenraum kurz ausruht, genauso, wie er in einem anderen Bereich der Intensivstation beschäftigt sein kann. Also wäre außer einem Schichtdienst auch ein Bereitschaftsdienst D (für diese Intensivstation!) denkbar, wenn die geringere Belastung durch das Spektrum der Intensivpatienten dieses üblicherweise zulässt. Es ist allerdings nicht damit gemeint, dass er neben dem Dienst auf der Intensivstation gleichzeitig an anderer Stelle des Krankenhauses weitere Aufgaben erfüllen muss (z. B. im OP Narkose machen, eine Normalstation bzw. eine Aufnahmestation betreuen o. ä.). Der Arzt der Intensivstation kann kurzfristig zu einem Notfalleinsatz innerhalb des Krankenhauses (z. B. Reanimation) hinzugezogen werden. (Dieser Satz wurde zur Klarstellung im Februar 2011 ergänzt.)*

Ferner muss der Arzt ‚die aktuellen Probleme der Patienten kennen'. Das heißt, dass es nicht ein Diensthabender des Hauses sein kann, da der die aktuellen Probleme der Intensivpatienten nicht kennen kann. Es reicht

> *auch nicht aus, dass ein Diensthabender des Hauses am Abend über eine Visite auf der Intensivstation kurz über ‚die anstehenden Probleme' informiert wird und sich dann wieder dem Nachtdienst im Hause widmet. Der Arzt muss wirklich ‚in das Team der Intensivstation eingebunden sein.'"*

Der Intensivarzt darf die Intensivstation zur Behandlung von Notfällen auf anderen Stationen kurz verlassen (z. B. Reanimationsteam), allerdings nicht für Routinetätigkeiten wie Anhängen von Infusionen und Transfusionen oder Legen von peripheren Zugängen. Hierfür muss zwingend ein weiterer Dienst vorgehalten werden. Auch die Mitbetreuung einer Notaufnahme oder Krankenhausambulanz durch den Intensivarzt ist ausgeschlossen.

Zählung der SAPS- und TISS-Punkte
Zur Ermittlung der korrekten Kodes müssen täglich SAPS II (Simplified Acute Physiology Score) und 10 Parameter aus dem TISS-28 Score ermittelt werden. Der PaO_2/FiO_2 wird jedoch nur bei maschinell beatmeten Patienten erhoben.

Variablen	Punkte 0	1	2	3	4	5	6	7	9	10	11	12	13
Herzfrequenz (1/min)	70-119		40-69		120-159			≥160			<40		
Systolischer Blutdruck (mmHg)	100-199		≥200			70-99							<70
Körpertemperatur (°C)	<39			≥39									
PaO2/FiO2* (mmHg)							≥200		100-<200		<100		
Ausfuhr Urin (l/d)		≥1,0			0,5-<1,0						<0,5		
Harnstoff im Serum (g/l)	<0,6						0,6-<1,8			≥1,8			
Leukozyten (10³/mm³)	1,0-<20			≥20									
Kalium im Serum (mmol/l)	3,0-<5,0			≥5,0 <3,0									
Natrium im Serum (mmol/l)	125-<145	≥145				<125							
Bicarbonat im Serum (mmol/l)	≥20			15-<20			<15						
Bilirubin im Serum (μmol/l)	<68,4				68,4-<102,6				≥102,6				

Quelle: Operationen- und Prozedurenschlüssel (OPS), Version 2019, DIMDI, Köln.

Neben diesen Parametern benötigt man noch eine Angabe zum Aufnahmestatus, chronischen Leiden und dem Alter des Patienten, wobei mehrere chronische Leiden nicht addiert werden dürfen, sondern nur der jeweils höchste Punktwert herangezogen werden darf:

Aufnahmestatus**	Chronische Leiden	Punkte
Geplant chirurgisch		0
Medizinisch		6
Nicht-geplant chirurgisch		8
	Metastasierende Neoplasie	9
	Hämatologische Neoplasie	10
	AIDS*	17

*Wertung bei positivem HIV-Test und entsprechenden klinischen Komplikationen

** geplant chirurgisch: Operationstermin mindestens 24 Stunden vorher geplant
nicht-geplant chirurgisch: Operationstermin erst in den letzten 24 Stunden geplant
medizinisch: mindestens eine Woche lang nicht operiert

Alter	Punkte
< 40	0
	5
40–59	7
60–69	12
	13
70–74	15
75–79	16
≥ 80	18
	26

Ändert sich das Alter des Patienten während des Aufenthaltes, so darf ab dem Zeitpunkt des Geburtstages der evtl. höhere Punktwert berechnet werden.

Zusätzlich werden noch folgende TISS-Parameter täglich neu abgefragt:

TISS-10	Punkte pro Tag:
Apparative Beatmung	5
Infusion multipler Katecholamine (> 1)	4
Flüssigkeitsersatz in hohen Mengen (> 5 l/24 Std.)	4
Peripherer arterieller Katheter	5
Linksvorhof-Katheter/Pulmonalis-Katheter	8
Hämofiltration/Dialyse	3
Intrakranielle Druckmessung	4
Behandlung einer metabolischen Azidose/Alkalose	4
Spezielle Interventionen auf der ITS (z. B. Tracheotomie, Kardioversion)	5
Aktionen außerhalb der Station (Diagnostik/Operation)	5

Die Punktwerte werden am Ende des stationären Aufenthaltes alle addiert und ergeben so in ihrer Summe den korrekten OPS-Kode:

8-980.0   1 bis 184 Aufwandspunkte
8-980.1   185 bis 552 Aufwandspunkte
   .10   185 bis 368 Aufwandspunkte
   .11   369 bis 552 Aufwandspunkte
8-980.2   553 bis 1104 Aufwandspunkte
   .20   553 bis 828 Aufwandspunkte
   .21   829 bis 1104 Aufwandspunkte
8-980.3   1105 bis 1656 Aufwandspunkte
   .30   1105 bis 1380 Aufwandspunkte
   .31   1381 bis 1656 Aufwandspunkte
8-980.4   1657 bis 2208 Aufwandspunkte
   .40   1657 bis 1932 Aufwandspunkte
   .41   1933 bis 2208 Aufwandspunkte

8-980.5	2209 bis 2760 Aufwandspunkte
.50	2209 bis 2484 Aufwandspunkte
.51	2485 bis 2760 Aufwandspunkte
8-980.6	2761 bis 3680 Aufwandspunkte
.60	2761 bis 3220 Aufwandspunkte
.61	3221 bis 3680 Aufwandspunkte
8-980.7	3681 bis 4600 Aufwandspunkte
8-980.8	4601 bis 5520 Aufwandspunkte
8-980.9	5521 bis 7360 Aufwandspunkte
8-980.a	7361 bis 9200 Aufwandspunkte
8-980.b	9201 bis 11040 Aufwandspunkte
8-980.c	11041 bis 13800 Aufwandspunkte
8-980.d	13801 bis 16560 Aufwandspunkte
8-980.e	16561 bis 19320 Aufwandspunkte
8-980.f	19321 oder mehr Aufwandspunkte

Die Ermittlung der Punkte ist bei der aufwändigen Intensivkomplexprozedur (8-98f) identisch. Neben der Beatmungszeit ist vor allem die resultierende Anzahl der Aufwandspunkte für die Eingruppierung eines intensivmedizinischen Falles entscheidend. Dabei existieren neben den bekannten Intensiv-DRGs und Beatmungs-DRGs im Kapitel „Prä-MDC" auch weitere DRGs in den fachspezifischen Kapiteln, die nur über die Aufwandspunkte zu erreichen sind. Die Angabe der „normalen" Aufwandspunkte erfolgt immer an dritter Stelle: -/-/**XXXX.**

Liste der wichtigsten „Intensiv-DRGs" außerhalb der Beatmungs- und SAPS-DRGs:

A04C Knochenmarktransplantation / Stammzelltransfusion, allogen, [...] od. mit intensivmedizinischer Komplexbehandlung > 1764 / 1932 / 2760 P.

A15B Knochenmarktransplantation / Stammzelltransfusion, autogen, [...] oder intensivmedizinische Komplexbehandlung > 588 / 552 / 552 Aufwandspunkte

B02A Komplexe Kraniotomie oder Wirbelsäulen-Operation bei Neubildung des Nervensystems oder intensivmedizinischer Komplexbehandlung > 392 / 368 / - Aufwandspunkte, Alter < 6 Jahre oder Alter < 16 Jahre und mehrzeitige komplexe OR-Prozedur

B02B Komplexe Kraniotomie oder Wirbelsäulen-Operation, mehr als 8 Bestrahlungen oder bei Neubildung des Nervensystems oder intensivmedizinischer Komplexbehandlung > 392 / 368 / - Aufwandspunkte, Alter < 6 Jahre oder mit schwersten CC

B02C Komplexe Kraniotomie oder Wirbelsäulen-Operation bei bestimmter Neubildung des Nervensystems oder intensivmedizinischer Komplexbehandlung > 392 / 368 / - Aufwandspunkte, Alter > 5 Jahre, ohne schwerste CC

B20B Kraniotomie oder große WS-Operation mit komplexer Prozedur, Alter > 17 Jahre oder ohne best. kompl. Prozedur, mit mäßig kompl. Prozedur oder kompl. Diagnose oder Bohrlochtrepanation mit äuß. schweren CC od. intensivmed. Komplexbeh. > 196 / 184 / - Punkte

B39A Neurologische Komplexbehandlung des akuten Schlaganfalls mit bestimmter OR-Prozedur, mehr als 72 Stunden mit komplexem Eingriff oder mit komplizierender Konstellation oder intensivmedizinischer Komplexbehandlung > 392 / 368 / - Aufwandspunkte

B70B Neurologische Komplexbehandlung des akuten Schlaganfalls mit bestimmter OR-Prozedur, mehr als 72 Stunden mit komplexem Eingriff oder mit komplizierender Konstellation oder intensivmedizinischer Komplexbehandlung > 392 / 368 / - Aufwandspunkte

E02A Andere OR-Prozeduren an den Atmungsorganen mit aufwendigem Eingriff oder schwersten CC oder IntK > 196 / 184 / 368 Punkte oder Alter < 10 Jahre

E40A	Krankheiten und Störungen der Atmungsorgane mit Beatmung > 24 Std., mehr als 2 Belegungstage, mit kompl. Prozedur oder int. Komplexbehandlung > 196 / 368 / - P. oder komplizierender Diagnose oder Alter < 16 J., mit äuß. schw. CC oder ARDS
E77A	Bestimmte andere Infektionen und Entzündungen der Atmungsorgane mit intensivmedizinischer Komplexbehandlung > 392/368/- Aufwandspunkte
E77B	Bestimmte andere Infektionen und Entzündungen der Atmungsorgane mit komplizierender Konstellation oder hochkomplexer Diagnose oder kompl. Diagn. bei Z.n. Organtransplantation oder intensivmedizinischer Komplexbehandlung > 196 / - / - Aufwandspunkte
F01D	Implantation Kardioverter / Defibrillator (AICD), Zwei-Kammer- oder Ein-Kammer-Stimulation mit äuß. schw. CC oder Ein-Kammer-Stimulation mit zusätzlichem Herz- oder Gefäßeingriff oder mit IntK > 392 / 368 / - Aufwandspunkte oder best. Sondenentfernung
F03B	Herzklappeneingriff mit Herz-Lungen-Maschine, mit Dreifacheingriff oder Alter < 1 Jahr oder Eingriff in tiefer Hypothermie oder IntK > 392 / 368 / - Aufwandspunkte oder pulmonaler Endarteriektomie oder bestimmter komplizierender Konstellation
F06A	Koronare Bypass-Operation mit mehrzeitgen komplexen OR-Prozeduren, mit komplizierender Konstellation oder Karotiseingriff oder intensivmedizinischer Komplexbehandlung > 392 / 368 / - Aufwandspunkte
F06C	Koronare Bypass-Operation ohne mehrzeitige komplexe OR-Prozeduren, mit kompl. Konstellation oder IntK > 392 / 368 / - P. oder Karotiseingriff oder bei Infarkt oder mit Reoperation oder mit invasiv. kardiolog. Diagnostik, mit intraoperativer Ablation
F07A	Andere Eingriffe mit Herz-Lungen-Maschine, Alter < 1 Jahr oder mit komplizierender Konstellation oder komplexer Operation oder intensivmedizinischer Komplexbehandlung > -/368/- Aufwandspunkte

F21C	Andere OR-Prozeduren bei Kreislauferkrankungen ohne komplexen Eingriff, mit mäßig komplexem Eingriff oder anderer komplizierender Konstellation oder IntK > 196 / 184 / 368 Punkte
F43A	Beatmung > 24 Stunden bei Krankheiten und Störungen des Kreislaufsystems, Alter < 6 Jahre oder intensivmedizinische Komplexbehandlung > 392/552/552 Aufwandspunkte
F43B	Beatmung > 24 Stunden bei Krankheiten und Störungen des Kreislaufsystems ohne IntK > 392 / 552 / 552 Punkte, Alter > 5 Jahre und Alter < 16 Jahre oder mit komplizierender Konstellation oder bestimmter OR-Prozedur oder IntK > - / 368 / - Punkte
F49A	Invasive kardiologische Diagnostik außer bei akutem Myokardinfarkt, mit äußerst schweren CC oder IntK > 196 / 184 / 368 Aufwandspunkten, mit komplexem Eingriff oder Alter < 10 Jahre
F49B	Invasive kardiologische Diagnostik außer bei akutem Myokardinfarkt, mit äußerst schweren CC oder IntK > 196 / 184 / 368 Aufwandspunkten, ohne komplexen Eingriff, Alter > 9 Jahre
F62A	Herzinsuffizienz und Schock mit äußerst schwerem CC, mit Dialyse oder komplizierender Diagnose oder mit bestimmter hochaufwändiger Behandlung mit intensivmedizinischer Komplexbehandlung > 196/184/368 Punkte oder komplizierender Konstellation
F65A	Periphere Gefäßkrankheiten mit komplexer Diagnose und äußerst schweren CC oder intensivmedizinische Komplexbehandlung > 196/184/184 Aufwandspunkte
F68A	Angeborene Herzkrankheit, Alter < 6 Jahre oder intensivmedizinische Komplexbehandlung > 196 / - / - Aufwandspunkte

G02A Eingriffe an den Verdauungsorganen bei angeborener Fehlbildung, Alter < 2 Jahre od. best. Eingriffe an Dünn-/Dickdarm mit kompliz. Diagnose od. intensivmed. Komplexbeh. > - / 368 / - Aufwandsp. od. Komplexbeh. MRE od. komplexer Eingriff u. Alter < 10 J.

G03A Große Eingriffe an Magen, Osophagus und Duodenum mit hochkomplexem Eingriff oder intensivmedizinischer Komplexbehandlung >-/368/- Aufwandspunkte

G16A Komplexe Rektumresektion oder andere Rektumresektion mit bestimmtem Eingriff oder komplexer Diagnose, mit komplizierender Konstellation oder plastischer Rekonstruktion mit myokutanem Lappen oder IntK > -/368/- Aufwandspunkte

G18A Best Eingr. an Dünn-/Dickdarm od. Enterostmaanl. od. andere Eingr. am Darm m. äuß. schw. CC, m. hochkompl. Eingr. od. kompliz. Diag. od. m. sehr kompl. Eingr. od. aufwend. Eingr. m. äuß. schw. CC, m. IntK > -/368/- Punkte od. m. Komplexbeh. MRE.

G19A Andere Eingriffe an Magen, Osophagus und Duodenum außer bei angeborener Fehlbildung oder Alter > 1 Jahr, mit komplizierender Konstellation oder bei bösartiger Neubildung oder Alter < 16 Jahre oder IntK > -/368/- Aufwandspunkte

H01A Eingriffe an Pankreas und Leber und portosystemische Shuntoperationen mit großem Eingriff oder Strahlentherapie, mit komplexem Eingriff ider intensivmedizinischer Komplexbehandlung > 392/368/- Aufwandspunkte

I08A Andere Eingr. an Hüftgel. und Femur mit kompl. Mehrfacheingriff oder äuß. schw. CC bei Zerebralpar. und mit Osteotomie oder Muskel- / Gelenkplastik bei Zerebralpar. oder Kontraktur oder mit best. Eingr. bei Beckenfraktur oder IntK > 392 / 368 / - P.

Code	Beschreibung

I66A Andere Erkrankungen des Bindegewebes oder Frakturen an Becken und Schenkelhals, mehr als ein Belegungstag, mit komplizierender Konstellation oder intensivmedizinischer Komplexbehandlung > 392 / 368 / 368 Aufwandspunkte

I66B Andere Erkrankungen des Bindegewebes, mehr als ein Belegungstag, mit äußerst schweren CC oder intensivmedizinischer Komplexbehandlung > 196 / 184 / - Aufwandspunkte

I66C Frakturen an Becken und Schenkelhals, mehr als ein Belegungstag, mit äußerst schweren CC oder intensivmedizinischer Komplexbehandlung > 196 / 184 / - Aufwandspunkte

K06A Eingriffe an Schilddrüse, Nebenschilddrüse und Ductus thyreoglossus mit IntK > 392/368/- Punkte oder bei BNB, mit äußerst schweren CC oder Parathyreoidektomie oder äußerste schwere oder schwere CC,mit Thyreoidektomie durch Sternotomie

K60A Diabetes mellitus und schwere Ernährungsstörungen, Alter < 6 Jahre, mit multimodaler Komplexbehandlung bei Diabetes mellitus oder intensivmedizinischer Komplexbehandlung > 196/184/- Aufwandspunkte

K63A Angeborene Stoffwechselstörungen, mehr als ein Belegungstag, Alter < 6 Jahre oder mit komplexer Diagnose oder intensivmedizinischer Komplexbehandlung > 196 / 184 / - Aufwandspunkte

K64A Endokrinopathien mit komplexer Diagnose und äußerst schweren CC oder intensivmedizinischer Komplexbehandlung > 196/184/- Aufwandspunkte

L60A Niereninsuffizienz, mehr als ein Belegungstag, mit intensivmedizinischer Komplexbehandlung > 392 / 368 / - Aufwandspunkte oder mit Dialyse und akutem Nierenversagen und äußerst schweren CC oder mit Dialyse und komplizierenden Faktoren, Alter < 16 Jahre

L60C Niereninsuffizienz, mehr als ein Belegungstag, mit Dialyse oder äußerst schweren CC oder intensivmediziniscer Komplexbehandlung > 196/184/- Aufwandspunkte

R60B Akute myeloische Leukämie mit intensiver Chemotherapie mit komplizierender Diagnose oder Dialyse oder Portimplation oder intensivmedizinischer Komplexbehandlung > 392/368/- Aufwandspunkte oder schwersten CC

T60A Sepsis mit komplizierender Konstellation oder bei Zustand nach Organtransplantation, mit äußerst schweren CC oder intensivmedizinische Komplexbehandlung > 392/368/- Aufwandspunkte

T60D Sepsis ohne komplizierende Konstellation, außer bei Zustand nach Organtransplantation, ohne komplexe Diagnose, ohne äußerst schwere CC, Alter < 10 Jahre oder mit intensivmedizinische Komplexbehandlung > 196/184/- Aufwandspunkte

W01B Polytrauma mit Beatmung > 72 Stunden oder bestimmten Eingriffen oder IntK > 392 / 368 / 552, ohne Frührehabilitation, mit Beatmung > 263 Stunden oder mit komplexer Vakuumbehandlung oder mit IntK > 588 / 552 / - Aufwandspunkte

W01C Polytrauma mit Beatmung > 72 Stunden oder bestimmten Eingriffen oder IntK > 392 / 368 / 552, ohne Frührehabilitation, ohne Beatmung > 263 Stunden, ohne komplexe Vakuumbehandlung, ohne IntK > 588 / 552 / - Aufwandspunkte

Y02A Andere Verbrennungen mit Hauttransplantation oder anderen Eingriffen bei Sepsis oder mit kompliz. Konst., hochkomplexem Eingriff, vierzeitigen bestimmten OR-Prozeduren oder intensivmedizinischer Komplexbehandlung > 588/552/552 Aufwandspunkte

801A Ausgedehnte OR-Prozedur ohne Bezug zur Hauptdiagnose mit bestimmter komplizierender Konstellation oder Strahlentherapie oder endovaskulärer Implantation von Stent-Prothesen an der Aorta oder intensivmediz. Komplexbehandlung > 392 / 368 / - Aufwandspunkte

801D Ausgedehnte OR-Prozedur ohne Bezug zur Hauptdiagnose mit bestimmter OR-Prozedur oder mit intensivmediz. Komplexbeh. > 196 / 184 / 368 Aufwandspunkte oder bestimmte nicht ausgedehnte OR-Prozedur mit neurolog. Komplexbehandlung des akuten Schlaganfalls

802A Bestimmte nicht ausgedehnte OR-Prozedur ohne Bezug zur Hauptdiagnose oder andere nicht ausgedehnte OR-Prozedur mit intensivmedizinischer Komplexbehandlung > 196 / 184 / 368 Aufwandspunkte

3.7.3 Aufwendige intensivmedizinische Komplexbehandlung (Basisprozedur)

Seit 2013 gibt es die neue „aufwendige" intensivmedizinische Komplexbehandlung, der sogenannten „Super-SAPS", die sich vor allem durch die verschärften Mindestmerkmale von der bisherigen Komplexbehandlung unterscheidet und seit 2015 erlösrelevant ist. Im Rahmen der systemwerten Analyse von Extremkostenfällen wurde 2016 der „Super-SAPS" als Split-Kriterium auch für weitere DRGs eingeführt.

Ebenfalls 2016 erfolgte eine Präzisierung an die Mindestmerkmale, sodass Verfahren, die 24-stündig zur Verfügung stehen, unbedingt im eigenen Krankenhaus vorhanden sein müssen. 2018 wurde der Kode erneut komplett umgebaut und um einige Kriterien erweitert, sodass nun folgende Mindestmerkmale vorhanden sein müssen:

- Kontinuierliche, 24-stündige Überwachung und akute Behandlungsbereitschaft durch ein Team von Pflegepersonal und Ärzten, die in der Intensivmedizin erfahren sind und die aktuellen Probleme ihrer Patienten kennen.
- Behandlungsleitung durch einen Facharzt mit der Zusatzweiterbildung „Intensivmedizin", **der den überwiegenden Teil seiner ärztlichen Tätigkeit auf der Intensivstation ausübt.**
- Ein Facharzt mit der Zusatzweiterbildung „Intensivmedizin" (die Behandlungsleitung oder ein anderer Facharzt mit der

Zusatzweiterbildung „Intensivmedizin") muss werktags (Montag bis Freitag) zwischen 8 und 18 Uhr mindestens 7 Stunden auf der Intensivstation anwesend sein. [neu]

- Außerhalb dieser Anwesenheitszeit muss ein Facharzt mit der Zusatzweiterbildung „Intensivmedizin" innerhalb von 30 Minuten am Patienten verfügbar sein [neu]
- Ein Facharzt mit der Zusatzweiterbildung „Intensivmedizin" (die Behandlungsleitung oder ein anderer Facharzt mit der Zusatzweiterbildung „Intensivmedizin") muss täglich mindestens eine Visite durchführen [neu]
- Eine ständige ärztliche Anwesenheit auf der Intensivstation muss gewährleistet sein. **Der Arzt der Intensivstation kann zu einem kurzfristigen Notfalleinsatz innerhalb des Krankenhauses (z. B. Reanimation) hinzugezogen werden.**
- 24-stündige Verfügbarkeit folgender Verfahren **im eigenen Klinikum**:
  - Apparative Beatmung
  - Nicht invasives und invasives Monitoring
  - Kontinuierliche und intermittierende Nierenersatzverfahren
  - Endoskopie des Gastrointestinaltraktes und des Tracheobronchialsystems
  - Intrakranielle Druckmessung oder Hybrid-Operationssaal für kardiovaskuläre Eingriffe
  - Transösophageale Echokardiographie
- 24-stündige Verfügbarkeit von drei der folgenden vier Verfahren **im eigenen Klinikum**:
  - Radiologische Diagnostik mittels CT und MRT
  - Interventionelle Kardiologie mit Akut-PTCA
  - Interventionelle (Neuro)radiologie mit akuter endovaskulärer Therapie von Gefäß- und Organverletzungen und/oder zerebralen Gefäßverschlüssen
  - Laborleistungen

- Mindestens 6 von den 8 folgenden Fachgebieten sind innerhalb von maximal 30 Minuten im Krankenhaus als klinische Konsiliardienste (klinikzugehörig oder aus benachbarten Kliniken) verfügbar: Kardiologie, Gastroenterologie, Neurologie, Anästhesiologie, Viszeralchirurgie, Unfallchirurgie, Gefäßchirurgie, Neurochirurgie
- Tägliche Verfügbarkeit (auch am Wochenende) von Leistungen der Physiotherapie

Etliche Vorhalteleistungen wurden nur innerhalb des OPS-Kodes verschoben, andere gestrichen oder neu geschaffen, daher hier eine Übersicht der Änderungen seit 2018:

- Werktägliche Anwesenheit des Facharztes mit Intensivweiterbildung konkretisiert
- Notwendigkeit eines fachärztlichen Rufbereitschaftsdienstes außerhalb der werktäglichen Anwesenheit
- Durchführung und Dokumentation einer fachärztlichen Visite an jedem (!) Kalendertag
- Streichung der Vorhaltungen von Blutbank und Hygiene
- Präzisierung der Endoskopie auf GI-Trakt **und** Bronchoskopie
- Anstatt intrakranieller Druckmessung kann auch ein Hybrid-Operationssaal für kardiovaskuläre Eingriffe vorgehalten werden
- Erfordernis der 24-stündigen Verfügbarkeit einer interventionellen (Neuro)Radiologie als eine von 3 aus 4 notwendigen Verfahren (neben Labor, CT/MRT und Herzkatheter). Wer Labor, CT und Herzkatheter vorhält, benötigt diese neue Anforderung also nicht.

Spezielle intensivmedizinische Prozeduren, wie Transfusion von Plasma und Plasmabestandteilen, Plasmapherese und Immunadsorption, Anlage und Betrieb einer ECMO/ECLS, Maßnahmen im Rahmen der Reanimation u. a. sind gesondert zu kodieren. Seit 2015 triggern die beiden intensivmedizinischen Komplexbehandlungen zwar die gleichen Aufwandspunkte, aber steuern unterschiedliche DRGs an (siehe auch Kap. 3.7.2):

8-98f.0	1 bis 184 Aufwandspunkte
8-98f.1	185 bis 552 Aufwandspunkte
.10	185 bis 368 Aufwandspunkte
.11	369 bis 552 Aufwandspunkte
8-98f.2	553 bis 1104 Aufwandspunkte
.20	553 bis 828 Aufwandspunkte
.21	829 bis 1104 Aufwandspunkte
8-98f.3	1105 bis 1656 Aufwandspunkte
.30	1105 bis 1380 Aufwandspunkte
.31	1381 bis 1656 Aufwandspunkte
8-98f.4	1657 bis 2208 Aufwandspunkte
.40	1657 bis 1932 Aufwandspunkte
.41	1933 bis 2208 Aufwandspunkte
8-98f.5	2209 bis 2760 Aufwandspunkte
.50	2209 bis 2484 Aufwandspunkte
.51	2485 bis 2760 Aufwandspunkte
8-98f.6	2761 bis 3680 Aufwandspunkte
.60	2761 bis 3220 Aufwandspunkte
.61	3221 bis 3680 Aufwandspunkte
8-98f.7	3681 bis 4600 Aufwandspunkte
8-98f.8	4601 bis 5520 Aufwandspunkte
8-98f.9	5521 bis 7360 Aufwandspunkte
8-98f.a	7361 bis 9200 Aufwandspunkte
8-98f.b	9201 bis 11040 Aufwandspunkte
8-98f.c	11041 bis 13800 Aufwandspunkte
8-98f.d	13801 bis 16560 Aufwandspunkte
8-98f.e	16561 bis 19320 Aufwandspunkte
8-98f.f	19321 oder mehr Aufwandspunkte

Dabei existieren neben den bekannten Intensiv-DRGs im Kapitel „Prä-MDC" auch weitere DRGs in den fachspezifischen Kapiteln, die nur über die Aufwandspunkte zu erreichen sind. Die Angabe der aufwendige Aufwandspunkte erfolgt immer an zweiter Stelle: -/**XXXX**/-:

Liste relevanter DRGs außerhalb der Prä-MDC siehe Kapitel 3.7.2

3.7.4 Intensivmedizinische Komplexbehandlung im Kindesalter (Basisprozedur)

Die intensivmedizinische Komplexbehandlung der Kinder wurde bereits 2010 komplett überarbeitet, sodass nun auch Punkte und nicht mehr Stunden gezählt werden. Daher war es dem InEK auch für das Jahr 2012 erstmalig möglich, DRGs auf Basis dieser Punkte zu ermitteln, welche in der DRG-Schreibung den Punkten für Erwachsene vorgestellt sind. Bsp: A09A Beatmung > 499 Stunden oder > 249 Stunden mit intensivmedizinischer Komplexbehandlung > **2352**/1932/2208 Punkte, [...]. Neben der Untersuchung aller DRGs auf mögliche Kindersplits, wurden auch die intensivmedizinisch behandelten Kinder im Rahmen des Umbaus des Super-SAPS 2015 neu bewertet und der Komplexkode im Kindesalter dem Super-SAPS an vielen Stellen gleichgestellt. In der Analyse für das DRG-Jahr 2016 wurden die Fälle erneut analysiert und die DRGs in vielen Fällen aufgewertet. Intensivmedizinische Aufwandspunkte bei Kindern führen daher früher als bei Erwachsenen in höher bewertete DRGs, wie z.B. in der Basis-DRG A06 Beatmung > 1799 Stunden.

Seit 2018 wurde der OPS selber unverändert belassen, lediglich die Definition der Kinder, für die dieser Kode angewandt werden darf, wurde verändert: die bei stationärer Aufnahme älter als 27 Tage und mindestens 2.500 Gramm schwer sind und das 18. Lebensjahr noch nicht vollendet haben. Seit 2017 können diese Punkte in Ausnahmefällen auch für Erwachsene angegeben werden, wenn deren Behandlung in einer Abteilung oder Klinik für Kinder- und Jugendmedizin erforderlich ist. Dies ist bei Patienten mit komplexen Syndromen der Fall, die oft ab Geburt in einem pädiatrischen Zentrum betreut werden und dort auch nach dem Erreichen der Volljährigkeit verbleiben.

Hinw.: Die Anzahl der Aufwandspunkte errechnet sich aus der Summe der Punktzahlen pro Tag für die einzelnen Kriterien im Anhang zum OPS (Berechnung der Aufwandspunkte für die intensivmedizinische Komplexbehandlung im Kindesalter).

Mindestmerkmale:

- Die patientennahe Pflege erfolgt durch Gesundheits- und Kinderkrankenpfleger/-innen mit einer Fachweiterbildungsquote im Bereich Pädiatrische Intensivpflege von 40 %. Sofern die Fachweiterbildung für die Pflege noch nicht vorliegt, ist zur Aufrechterhaltung bereits bestehender Versorgungsangebote übergangsweise bis zum Jahresende 2020 eine vergleichbare fünfjährige Erfahrung in der pädiatrischen Intensivpflege ausreichend.
- Die Behandlung erfolgt auf einer für die Behandlung von intensivpflichtigen Kindern und Jugendlichen spezialisierten Einheit unter fachärztlicher Behandlungsleitung: Leitung und Stellvertretung werden entweder durch Fachärzte für Kinder- und Jugendmedizin mit der Zusatzweiterbildung Pädiatrische Intensivmedizin wahrgenommen oder durch einen Facharzt für Kinder- und Jugendmedizin mit der Zusatzweiterbildung Pädiatrische Intensivmedizin und einen Facharzt für Anästhesie mit der Zusatzweiterbildung Intensivmedizin und mindestens 2 Jahren Erfahrung in der intensivmedizinischen Versorgung von Kindern und Jugendlichen.
- Kontinuierliche, 24-stündige Überwachung (Monitoring von mindestens folgenden Parametern: Herzfrequenz, EKG, Blutdruck, Sauerstoffsättigung, Temperatur, Urinausscheidung) und akute Behandlungsbereitschaft durch ein Team von Pflegepersonal und Ärzten, die in der pädiatrischen Intensivmedizin erfahren sind und die aktuellen Probleme ihrer Patienten kennen.
- Eine ständige ärztliche Anwesenheit auf der Intensivstation muss gewährleistet sein.
- Folgende Dienstleistungen/Konsiliardienste stehen zur Verfügung (eigene Abteilung oder fester Kooperationspartner mit kurzfristiger (max. 30-minütiger) Einsatzbereitschaft: Kinderchirurgie, Kinderkardiologie, Radiologie mit Computertomographie und/oder Magnetresonanztomographie und Erfahrung in der Beurteilung von kinderradiologischen Fragestellungen, Neuropädiatrie, Labor und Mikrobiologie.

- 24-Stunden-Verfügbarkeit von röntgenologischer und sonographischer Diagnostik und bettseitiger Routinelabordiagnostik (z. B. Blutgasanalysen, Bestimmung von Elektrolyten, Laktat).
- Spezielle intensivmedizinische Prozeduren wie Transfusion von Plasma und Plasmabestandteilen, Plasmapherese und Immunadsorption, Anlage und Betrieb einer ECMO/ECLS, Maßnahmen im Rahmen der Reanimation u. a. sind gesondert zu kodieren.

8-98d.0	1 bis 196 Aufwandspunkte
8-98d.1	197 bis 392 Aufwandspunkte
8-98d.2	393 bis 588 Aufwandspunkte
8-98d.3	589 bis 784 Aufwandspunkte
8-98d.4	785 bis 980 Aufwandspunkte
8-98d.5	981 bis 1176 Aufwandspunkte
8-98d.6	1177 bis 1470 Aufwandspunkte
8-98d.7	1471 bis 1764 Aufwandspunkte
8-98d.8	1765 bis 2058 Aufwandspunkte
8-98d.9	2059 bis 2352 Aufwandspunkte
8-98d.a	2353 bis 2646 Aufwandspunkte
8-98d.b	2647 bis 2940 Aufwandspunkte
8-98d.c	2941 bis 3430 Aufwandspunkte
8-98d.d	3431 bis 3920 Aufwandspunkte
8-98d.e	3921 bis 4410 Aufwandspunkte
8-98d.f	4411 bis 4900 Aufwandspunkte
8-98d.g	4901 bis 5880 Aufwandspunkte
8-98d.h	5881 bis 6860 Aufwandspunkte
8-98d.j	6861 bis 7840 Aufwandspunkte
8-98d.k	7841 bis 9800 Aufwandspunkte
8-98d.m	9801 bis 11760 Aufwandspunkte
8-98d.n	11761 bis 13720 Aufwandspunkte
8-98d.p	13721 bis 16660 Aufwandspunkte
8-98d.q	16661 bis 19600 Aufwandspunkte
8-98d.r	19601 oder mehr Aufwandspunkte

3.7.5 Multimodale intensivmedizinische Überwachung und Behandlung bei zerebrovaskulären Vasospasmen

Hinw.: Dieser Kode ist nur anzugeben für nicht beatmete Patienten.

Die intraarterielle Spasmolyse ist gesondert zu kodieren (8-83c.4*).

Mindestmerkmale:

- Hypertensive hypervolämische Hämodilution (Triple-H-Therapie) mit systemischer Katecholamingabe
- Intensivmedizinisches Monitoring mit stündlicher Kontrolle aller neurologischen Funktionen
- Mindestens einmal täglich transkranielle Dopplerunterschung aller intrazerebralen Gefäßabschnitte

8-97a.0	Bis zu 6 Behandlungstage
8-97a.1	Mindestens 7 bis höchstens 13 Behandlungstage
8-97a.2	Mindestens 14 Behandlungstage

3.7.6 Multimodale intensivmedizinische Überwachung und Behandlung bei neuromuskulären Erkrankungen

8-97b Multimodale intensivmedizinische Überwachung und Behandlung bei neuromuskulären Erkrankungen

Hinw.: Mindestmerkmale:

- Intensivmedizinische Überwachung bei Patienten mit einer neuromuskulären Erkrankung (ICD-10-GM G12.-, G13.-*, G61.-, G70.-, G71.-, G72.-, G73.-*, M33.-, M36.0*, M60.- außer M60.2, M63.-*)
- Die Patienten haben eine Vitalkapazität von weniger als 1,6 Liter.
- Die Patienten werden nicht maschinell beatmet.
- Basismonitoring zur intensivmedizinischen Überwachung
- Messung der Vitalkapazität mindestens 2 mal täglich
- Blutgasanalysen mindestens 2 mal täglich

8-97b.0   Bis zu 6 Behandlungstage
8-97b.1   Mindestens 7 bis höchstens 13 Behandlungstage
8-97b.2   Mindestens 14 Behandlungstage

3.7.7 Komplexbehandlung bei Besiedelung oder Infektion mit nicht multiresistenten isolationspflichtigen Erregern

Siehe Kapitel Infektionen.

3.8 Prozeduren

3.8.1 Nicht kodierbare Prozeduren

Zahlreiche vor allem diagnostische Prozeduren sind nicht kodierbar, da sie bei fast allen Patienten und/oder mehrfach pro Aufenthalt vorkommen und daher keinen Unterschied im Aufwand darstellen. Zu diesen gehören Sonographien inklusive ECHO, EKGs, das Legen von Magensonden und transurethralen Blasenkathetern, Visiten, Blutabnahmen, subkutane Spritzen, Aufnahmeuntersuchungen usw. (Liste unter [P014o]). Leider fehlt weiterhin die Möglichkeit der detaillierten Kodierung teurer und aufwändiger diagnostischer Leistungen. Die meisten invasiven Maßnahmen einer Intensivstation sind jedoch kodierbar.

Mehrere Prozeduren können nur einmal pro Aufenthalt kodiert werden (Tabelle in den DKR [P005s] und sind in diesem Leitfaden hellgrau unterlegt.

3.8.2 Zusatzentgelte

In Kürze:
- Pro ZE die addierte Gesamtmenge pro Fall kodieren.
- Bezugdatum ist die erste Gabe bzw. Anwendung.
- Kodierfähig ist nur die tatsächlich verabreichte Menge!

Seit 2005 müssen bestimmte Leistungen und Medikamente mengenmäßig kodiert werden, da für diese Prozeduren Zusatzentgelte gezahlt werden. Dabei müssen alle Mengen pro Fall addiert werden. Achtung: Liegen keine Mengenangaben vor, z. B. wegen schlechter Dokumentation, ist der Kode für die geringste Menge zu verwenden [P005s]. Als Bezugsdatum zählt bei den ZE-Prozeduren das Datum der ersten Gabe/Leistung.

Es darf nur die tatsächlich verabreichte Dosis oder Menge kodiert werden. Da es in der Praxis mitunter schwierig sein kann, diese Menge zu ermitteln, hat sich folgender Konsens gebildet: Sobald die Verabreichung eines Medikamentes begonnen wurde, gilt es als gegeben (z. B. Anschließen einer Transfusion, Richten von Tabletten in Schälchen). Ein Abbruch der Gabe (z. B. bei Transfusion nach 20 ml wegen Unverträglichkeit) ändert nichts an diesem Status, da dann das Krankenhaus keinen wirtschaftlichen Nutzen mehr aus dem Medikament/Blutprodukt ziehen kann. Können dagegen Medikamente und Materialien für andere Behandlungen verwendet werden, gelten sie nicht als gegeben. Ebenso wenig kann der Kostenträger für Unfälle und Qualitätsmängel finanziell herangezogen werden (z. B. Infusion zerbricht bei der Zubereitung, Blutprodukt muss wegen falscher oder zu langer Lagerung verworfen werden). Bei der Zubereitung anfallende Reste (z. B. in Ampullen) müssen als Verwurf verbucht werden und dürfen weder kodiert noch abgerechnet werden. In der InEK-Kalkulation finden diese Verwürfe in der DRG-Matrix Berücksichtigung, nicht jedoch in der ZE-Abrechnung. Daher gilt es, die Abläufe bei zusatzentgeltfähigen Produkten von der Bestellung bis zur Rückbuchung zu optimieren.

Der Übersichtlichkeit halber sind die ZE-Kodes in den entsprechenden Kapiteln eingeordnet.

Seit 2006 gibt es für einige ZE sogenannte „Kindersplits" zu Medikamenten. Das sind Kodes, die nur bis zu einem gewissen Alter verwendet werden dürfen und die den geringen Verbräuchen bei diesen Patienten Rechnung tragen. Diese Kodes dürfen bei Erwachsenen auch dann nicht verwendet werden, wenn die Bedingungen formal erfüllt sind. Die Kindersplits wurden in den letzten Jahren noch einmal deutlich ausgeweitet und bestehen 2020 bei 63 Zusatzentgelten.

3.8.3 Liste der Zusatzentgelte

Die folgende Liste zeigt eine Auswahl über ZE-fähige Medikamente, Verfahren und Blutprodukte in der Intensivmedizin:

ZE	Bezeichnung	OPS
Blutwäscheverfahren		
ZE01.01	Hämodialyse, Alter > 14 Jahre	8-854.2 bis 8-854.5
ZE01.02	Hämodialyse, Alter < 15 Jahre	8-854.2 bis 8-854.5
ZE02	Hämodiafiltration, intermittierend	8-855.3 bis 8-855.6
ZE36	Plasmapherese	8-820 (27 Unterkodes nach Anzahl)
ZE62	Hämofiltration, intermittierend	8-853.3 bis 8-853.6
ZE119	Hämofiltration, kontinuierlich	8-853.1- (arteriovenös), 8-853.7- (venovenös, Heparin/ohne) und 8-853.8- (venovenös, sonstige Antikoag)
ZE120	Hämodialyse, kontinuierlich, venovenös, pumpengetrieben (CVVHD)	8-854.6-, 8-854.7-
ZE121	Hämodiafiltration, kontinuierlich	8-855.1-, 8-855.7- und 8-855.8-
ZE122	Peritonealdialyse, intermittierend, maschinell unterstützt (IPD)	8-857.0

ZE	Bezeichnung	OPS
ZE123	Peritonealdialyse, kontinuierlich, nicht maschinell unterstützt (CAPD)	8-857.1- 12 Unterkodes nach Dauer in Stunden
ZE2020-08	Sonstige Dialyse	.x und .y Kodes aus 8-853, 8-854, 8-855 und 8-857
ZE2020-09	Hämoperfusion	8-856
ZE2020-10	Leberersatztherapie	8-858 Extrakorporale Leberersatztherapie [Leberdialyse]
ZE2020-15	Zellapherese	8-823 Zellapherese, 8-825.- Spezielle Zellaphereseverfahren
ZE2020-109	Dialyse mit High-Cut-off-Dialysemembran	854.8 Hämodialyse: Verlängert intermittierend, zur Elimination von Proteinen mit Molekularmasse bis 60.000
Blut und Blutprodukte (genaue OPS-Liste siehe unten)		
ZE30	Gabe von Prothrombin-Komplex, parenteral	8-812.5-
ZE47	Gabe von Antithrombin III, parenteral	8-810.g–
ZE147	Gabe von Apherese-Thrombozyten-Konzentraten	8-800.f- 8-800.k-
ZE165	Gabe von pathogeninaktivierten Apherese-TK	8-800.d- 8-800.j-
ZE93	Gabe von Human-Immunglobulin, polyvalent, parenteral	8-810.w-
ZE146	Gabe von Thrombozyten-Konzentraten	8-800.g- 8-800.m-

ZE	Bezeichnung	OPS
ZE164	Gabe von pathogeninaktivierten Thrombozyten-Konzentraten	8-800.h- 8-800.n-
ZE107	Gabe von Erythrozyten-Konzentraten	8-800.c-
ZE108	Gabe von patienten-bezogenen Thrombozytenkonzentraten	8-800.6-
ZE2020-97	Behandlung von Blutern mit Blutgerinnungsfaktoren	diverse OPS
ZE2020-137	Gabe von rekomb. aktiviertem Faktor VII	8-810.6-
ZE2020-138	Gabe von Fibrinogenkonzentrat	8-810.j-
ZE2020-139	Gabe von Blutgerinnungsfaktoren	diverse OPS
Antimykotika (genaue OPS-Liste siehe unten)		
ZE2020-123	Gabe von Caspofungin, parenteral	6-002.p-
ZE110	Gabe von Liposomalem Amphotericin B, parenteral	6-002.q-
ZE2020-124	Gabe von Voriconazol, oral	6-002.5-
ZE2020-125	Gabe von Voriconazol, parenteral	6-002.r-
ZE113	Gabe von Itraconazol, parenteral	6-002.c-
ZE2020-172	Gabe von Posaconazol, Suspension	6-007.0-
ZE2020-173	Gabe von Posaconazol, Tabletten	6-007.p-
ZE2020-154	Gabe von Anidulafungin, parenteral	6-003.k-
ZE128	Gabe von Micafungin, parenteral	6-004.5-
ZE2020-166	Gabe von Isavuconazol, parenteral	6-008.g-
ZE2020-167	Gabe von Isavuconazol, oral	6-008.h-
ZE2020-80	Gabe von Amphotericin-B-Lipidkomplex, parenteral	6-003.1-

ZE	Bezeichnung	OPS
ZE2020-156	Gabe von Posaconazol, parenteral	6-007.k-
Wachstumsfaktoren (genaue OPS-Liste siehe unten)		
ZE2020-175	Gabe von Filgrastim, parenteral	6-002.1-
ZE2020-176	Gabe von Lenograstim, parenteral	6-002.2-
ZE2020-177	Gabe von Pegfilgrastim, parenteral	6-002.7-
ZE2020-155	Gabe von Palifermin, parenteral	6-003.2-
ZE2020-33	Gabe von Sargramostim, parenteral	6-001.4-
ZE143	Gabe von Plerixafor, parenteral	6-005.e-
ZE144	Gabe von Romiplostim, parenteral	6-005.9-
ZE2020-178	Gabe von Lipegfilgrastim, parenteral	6-007.7-
Sonstiges (genaue OPS-Liste siehe unten)		
ZE70	Gabe von C1-Esteraseinhibitor, parenteral	8-810.h-
ZE2020-02	Links- und rechtsventrikuläre Herzassistenzsysteme („Kunstherz")	5-376.-
ZE2020-03	ECMO und PECLA	8-852.-
ZE2020-10	Leberersatztherapie	8-858
ZE2020-22	IABP	5-376.00, 8-839.0
ZE2020-62	Mikroaxial-Blutpumpe	8-839.4-, 8-83a.3-

3.8.4 Definition von Prozeduren

Für die meisten in der Intensivmedizin verwendeten Prozeduren ergeben sich keine Probleme bei der Definition. Einige Prozedurenkodes unterscheiden zwischen diagnostischer und therapeutischer Anwendung (z. B. Pleurapunktionen).

Manche Prozeduren sind nur auf Intensivstationen anwendbar. Diese Ziffern sind nicht auf Normalstation zu verwenden, auch wenn technisch und vom Aufwand her kein Unterschied besteht. Dagegen sind andere Kodes nur auf einer Normalstation kodierbar, so z. B. die Pflegekomplexmaßnahmen-Scores (PKMS) oder die Kodes für Ernährungstherapie als Nebenbehandlung.

Bei manchen Prozeduren muss die Seite des Eingriffs [R(echts), L(inks), B(eidseits)] kodiert werden.

Im Folgenden werden einige Prozeduren, deren Definition erfahrungsgemäß Probleme bereitet, erläutert.

Ernährung
Der Kode für enterale Ernährung lautet

8-015.- Enterale Ernährungstherapie als medizinische Hauptbehandlung

Er unterscheidet nach dem Zugangsweg und darf nur verwendet werden, wenn der Patient zur Ernährung stationär aufgenommen wird, z. B. bei Anorexie oder extremer Tumorkachexie. Diese Fälle kommen auf einer Intensivstation praktisch nicht vor.

Für die parenterale Ernährung gilt analog

8-016 Parenterale Ernährungstherapie als medizinische Hauptbehandlung

Die Ziffern 8-017 und 8-018 für die Ernährung als Nebenbehandlung dürfen nicht bei intensivmedizinisch versorgten Patienten benutzt werden.

Blutwäscheverfahren
Die Dialyseverfahren werden komplex kodiert nach folgenden Kriterien:

- Art des Verfahrens:

- Hämofiltration
- Dialyse
- Hämodiafiltration

- Art der Antikoagulation:
    - Heparin
    - ohne
    - sonstige, z. B. Citrat

- Dauer des Verfahrens:
    - kontinuierlich (unterteilt nach Länge in Stunden)
    - intermittierend
    - verlängert intermittierend (mehr als 6 Stunden)

- Zugangsart:
    - arteriovenös
    - venovenös

Die Verfahren sind Zusatzentgelt-relevant. Jede Blutwäsche muss daher kodiert werden. Auch Anfang und Ende sind genau definiert: Beginn mit der Dialyse, Ende mit Entlassung oder bei mehr als 24-stündiger Unterbrechung. Filter-, Beutel-, System- oder Datumswechsel sowie Unterbrechungen bis zu 24 Stunden bedeuten keine neue Verschlüsselung der Prozedur.

Für Dialyseverfahren wegen mangelnder Funktionsaufnahme oder Versagen des Transplantates während desselben stationären Aufenthaltes, bei dem auch die Nierentransplantation erfolgte, gibt es eigene Kodes, die zusätzlich genannt werden müssen (siehe 8-85a im OPS-Katalog). Diese unterscheiden ebenfalls nach Dauer in Stunden und Anwendung intermittierend/kontinuierlich.

Gabe von Blutprodukten allgemein

Die einzelnen Transfusionen wurden nach Menge aufgeschlüsselt und ab einem gewissen Schwellenwert mit Zusatzentgelten versehen, welche Erlöse generieren. Daher ist die exakte Dokumentation der Art und Menge der verabreichten Transfusionen und Blutprodukte auch für die Abrechnung unabdingbar. Da die Kodierung auch von der Definition der Blutprodukte abhängt, müssen die verwendeten Blutprodukte mit den offiziellen Definitionen abgeglichen werden. Diese Definitionen der verschiedenen Blutprodukte sind den aktuellen Transfusions-Richtlinien der BÄK entnommen. Dort werden genaue Angaben über Volumen, Zellzahl u. a. gemacht.

Eine **Bestrahlung** ist nicht kodierbar, was wegen des vergleichsweise geringen Aufwands auch nicht erforderlich ist. Achtung: Insbesondere bei TKs ist es nicht zulässig, eine Bestrahlung automatisch mit „patienten-bezogenes THK" zu kodieren. Die Bestrahlung ist nicht in diesem Sinn zu verstehen. Ebenso wenig stellt die Bestrahlung eine Pathogeninaktivierung im Sinne der Zusatzentgelte dar. Bestrahlte Blutprodukte sind aufgrund der Zulassungsbestimmungen der Blutbank Fertigarzneimittel und haben keine unterschiedlichen Haltbarkeiten im Vergleich zu nicht bestrahlen Produkten [MDK 342].

Transfusionen können immer kodiert werden, wenn sie verabreicht werden. Die frühere Ausnahme bei Einsatz der Herz-Lungen-Maschine wurde gestrichen. [P001f]

Thrombozytensubstitution

Werden **Aphereseprodukte** verwendet, kann bei Patienten ab 15 Jahren bereits ab dem 2. THK während des Aufenthalts ein Zusatzentgelt abgerechnet werden (für Kinder ist schon ein THK abrechenbar).

Laut Definition des InEK haben Aphereseprodukte

- ein Volumen > 200 ml
- einen Thrombozytengehalt > 200×10^9/Einheit.

Mit der Ziffer 8-800.6- ist weiterhin die Möglichkeit gegeben, eine sehr teure (z. B. HLA-kompatible) patientenbezogene THK-Versorgung bereits ab dem 1. Präparat zu erfassen. Diese Ziffer kann bei Verdacht auf bzw. Nachweis von thrombozytenspezifischen oder HLA-Antikörpern verwendet werden, wenn entsprechende Präparate transfundiert werden. Auch hier besteht die Notwendigkeit, die Anzahl dieser Präparate zu erfassen. Seit 2014 wurde ein neuer OPS-Kode für pathogeninaktivierte Apherese-TK geschaffen. Dieser ist ab 2018 in einem eigenen bewerteten Zusatzentgelt erlösrelevant. Gleiches gilt für Pool-TK.

Für **gepoolte TKs** wurde 2009 die Kodierung geändert. Bisher war der lokale „Umrechnungsfaktor" (aus wie vielen TKs das gepoolte Präparat hergestellt wird) für die Berechnung des ZE mit entscheidend. Das InEK hat die gepoolten Thrombozytenkonzentrate 2009 analog den Richtlinien der BÄK wie folgt definiert:

Thrombozytenzahl > 200×10^9 pro Transfusionseinheit.

Es ist also nur noch die Thrombozytenzahl als objektiver, leicht messbarer Parameter das Definitionskriterium. Dadurch änderten sich auch die Schwellenwerte für die Abrechnung. Für 2010 erfolgte eine Neuberechnung der Erlöse über die ergänzende Datenlieferung mit deutlichen Erlössteigerungen. Auch bei den Pool-TK wurde 2014 ein neuer OPS-Kode geschaffen, der pathogeninaktivierte Produkte erfasst. Dieser Kode führt seit 2018 in ein eigenes bewertetes Zusatzentgelt.

Inzwischen werden von einigen MDen die teureren Apherese-TKs nur noch in wenigen ausgewählten Indikationen anerkannt (z. B. allogene Stammzelltransplantationen, Leukämien, häufige Transfusionsnotwendigkeit wie bei MDS, nicht aber solide Tumore oder Herzchirurgie). Auch logistische Gründe werden nach einem Urteil des BSG von März 2015 nicht mehr automatisch akzeptiert, sozialrechtlich gilt das Pool-TK als gleichwertig, aber wirtschaftlicher. Die Selbstverwaltung versucht daher, eine Lösung zu finden, die die Vergütung im Einzelfall und gleichzeitig die Versorgungssicherheit mit Apherese-TK in der Fläche sicherstellen soll. Als Lösung bietet sich dabei eine Verschmelzung der Zusatzentgelte für Pool- und Apherese-TK an, um keine ökonomischen Fehlanreize mehr zu setzen. Bereits für 2016 wurde der Unterschied in der Vergütung innerhalb der „komplizierenden Konstellation" aufgehoben.

Die Dosisstufen der Apherese- und Pool-Präparate wurden 2015 angeglichen, noch nicht jedoch deren Erlöse. Die ersten 5 Präparate sind einzeln kodierbar, danach aufsteigend in 2er-, 4er- und 8er Schritten bis zu einer oberen Schwelle von 374 Einheiten. Diese sehr hohen oberen Dosisstufen wurden neu geschaffen, da solche Verbräuche aus dem Extremkostenbericht zurückgemeldet wurden.

Erythrozytenkonzentrate und andere Blutprodukte

Auch hier zählt die Anzahl der transfundierten EKs pro Aufenthalt. Der Schwellenwert für Erwachsene, ab dem ein Zusatzentgelt abgerechnet werden kann, liegt bei 16 EKs (Kinder < 15 Jahre ab 6 EKs), es kann aber bereits ab dem 1. EK kodiert werden. Dies hilft bei der Plausibilisierung kodierter Anämien.

Für die Gabe von Plasma, Immunglobulinen und Gerinnungsfaktoren wurde eine umfangreiche Systematik entwickelt, die eine semiquantitative Erfassung der infundierten Mengen ermöglicht (OPS-Kodes 8-81). 2013 neu geregelt wurde die Vergütung von Gerinnungsfaktoren über das sogenannte „Bluterentgelt" ZE2020-97 und über ein Zusatzentgelt für die Gabe bei nicht angeborenen Gerinnungsstörungen. Dieses ZE wurde 2018 dreigeteilt in eines für rekomb. Aktivierten Faktor VII (ZE2020-137), Fibrinogen (ZE2020-138) und alle übrigen Faktoren (ZE2020-139), mit jeweils eigenen Schwellenwerten. Hier bestanden bis 2012 sehr unterschiedliche Ländervereinbarungen, die nun durch eine bundeseinheitliche Regelung abgelöst wurden.

Chemotherapie allgemein

Bei der Kodierung von Zytostatika gab es 2010 gravierende Änderungen. Aufgrund großer Unschärfen in der Abgrenzung der verschiedenen Chemotherapiekodes kam es zu zahlreichen

Nachfragen und inkonsistenter Kodierung, weshalb diese Kodes bisher nicht als Kostentrenner ermittelt werden konnten. So waren identische Protokolle bei Erwachsenen und Kindern unterschiedlich eingestuft, die Definitionen der Kodes überlappen sich teilweise. Die Chemotherapie-Kodes wurden daher 2010 überarbeitet. Zusätzlich zur Komplexität müssen nun bei den nicht komplexen (8-542.-) und mittelgradig komplexen (8-543.-) Chemotherapien noch die Anzahl der Zytostatika und die Anzahl der Tage kodiert werden. Bei den hochkomplexen Therapien ist die Kodierung unverändert zu den Vorjahren.

Auch wurden die Definitionen präzisiert. Ziel ist es, durch die exakte Erfassung zu klären, ob diese Art der Trennung nach Tagen und Zytostatika als Kostentrenner geeignet ist.

Die Chemotherapieprotokolle werden entsprechend der **Komplexität der Verabreichung** (Anzahl der Medikamente pro Zyklus, Infusionsdauer, Überwachungsaufwand, Spiegelmessungen usw.) in 3 Kategorien eingeteilt. Dabei wird der finanzielle Aufwand nicht berücksichtigt, sodass einfach zu applizierende, aber teure Zytostatika in der Gruppe „Nicht komplexe Chemotherapie" eingruppiert werden und umgekehrt. Bei zahlreichen Schemata fehlt eine Eingruppierung. Für 2014 erfolgte eine Überarbeitung der Liste für hochkomplexe Chemotherapien.

Seit 2005 können einige Zytostatika auch als Zusatzentgelt abgerechnet werden. Da in vielen Krankenhäusern eine zentrale Chemotherapie-Zubereitung besteht und die Mengen dort erfasst werden, steht in diesem Leitfaden nicht die Auflistung sämtlicher Kodes.

Achtung: Die **Prozeduren**-Kodes für Chemotherapie gelten **immer** (z. B. auch bei Verabreichung bei Amyloidose, MTX- oder Cyclophosphamid-Gabe bei rheumatischen Erkrankungen oder Rituximab bei Thrombopenien).

Bei Chemotherapie nichtmaligner Krankheiten kann zur Erläuterung der **Diagnose**kode
Z51.2   Zytostatische Therapie bei nichtmalignen Erkrankungen

als Nebendiagnose verwendet werden.

Bei der Kodierung müssen ein Prozedurenkode aus 8-54 und gegebenenfalls ein zusätzlicher Kode aus 6-00 für das Zusatzentgelt eingegeben werden.

Die redundanten Diagnose-Kodes

Z51.1 *Chemotherapiesitzung wegen bösartiger Neubildung*
Z51.82 *Kombinierte Strahlen- und Chemotherapiesitzung wegen bösartiger Neubildung*

entfallen ersatzlos.

Orale Chemotherapie ist in der OPS-Definition nicht enthalten, ebenso wenig zählt die Gabe von **Steroiden** im Sinne des OPS-Katalogs zu Chemotherapie.

Die Chemotherapie wird entsprechend der protokollgemäßen Dauer und Komplexität der während des stationären Aufenthaltes applizierten **parenteralen** Chemotherapie kodiert. Maßgeblich sind die im offiziellen, aktuellen Chemotherapieprotokoll gemachten Tagesvorgaben. Individuell notwendig werdende Verzögerungen bleiben unberücksichtigt. Verkürzungen werden dann berücksichtigt, wenn sie zu einer niedrigeren Klassifizierung führen würden (z. B. führt der Abbruch einer Chemotherapie der Gruppe 8-543.- ggf. zur Umgruppierung in 8-542.-). Jeder stationäre Aufenthalt und jeder Block müssen einzeln kodiert werden. Komplexe Induktionschemotherapien werden weiterhin mit den Kodes aus 8-544.- erfasst, auch wenn es innerhalb der Induktion einzelne Pausentage geben sollte.

Fest an Zytostatika gekoppelte Supportivmedikamente gelten nicht als eigene Medikamente und dürfen nicht kodiert und auch nicht zu den Medikamenten gezählt werden (Beispiele: Mesna nach Cyclophosphamid/Ifosfamid; Folinsäure nach Methotrexat). Diese Substanzen werden schon bei der Kalkulation der Relativgewichte berücksichtigt.

Um die neuen Ziffern etwas verständlicher zu machen, sind im Folgenden die Regeln zur Erfassung der Therapietage und Zytostatika zusammengefasst:

Berechnung der Therapietage:

- Es zählen nur die Tage, an denen Zytostatika iv oder sc appliziert werden und einzelne Pausentage. Orale Medikamente zählen nicht!
- Zeiten der Vorspülung und Nachspülung zählen nicht.
- Protokollgemäße Pausen bis einen Kalendertag gelten weiterhin als ein Protokoll, werden auch mitgezählt (Beispiel: AraC Tag 1, 3 und 5 entspricht 5 Tagen)
- Einzelne Pausentage wegen Therapieverzögerung, welche nicht zum Protokoll gehören, werden ebenfalls mitgezählt, es kommt nicht zu einem 2. Kode (erst ab 2 Tagen Pause).
- Protokollgemäße Pausen ab zwei (Kalender-)Tagen führen dazu, dass ein neuer Kode angegeben werden muss (Beispiel: BEACOPP Tag 1–3 und Tag 8 werden gesondert kodiert)
- Bei Gaben über Nacht zählt nur der Tag, an dem die Gabe begonnen wurde (Beispiel: bei AraC über 24 Stunden zählt nur der Tag, an dem die Infusion gestartet wurde)
- Einzige Besonderheit: Bei Gabe von Hochdosis-Methotrexat zählen die Tage mit Spiegelmessung zur Chemotherapie.

Zählung der Zytostatika

Kodiert werden alle Zytostatika, die intravenös oder subkutan verabreicht werden.

Nicht gezählt werden:

- Orale Zytostatika
- Lokal applizierte Zytostatika (z.B. intrathekal, hierfür ein Kode aus 8.541.-)
- Steroide
- Antikörper (hierfür 8-547.-)
- Fest an Zytostatika gekoppelte Supportivmedikamente (Beispiele: Mesna nach Cyclophosphamid/Ifosfamid; Folinsäure nach Methotrexat).

Es zählen alle iv und sc applizierten zytostatischen Medikamente, unabhängig davon, ob sie über alle zu berechnenden Tage verabreicht wurden oder über weniger Tage. Gezählt werden die verwendeten Zytostatika und nicht die einzelnen Applikationen.

Nicht-komplexe Chemotherapie

Dieser Kode beinhaltet sowohl eintägige als auch mehrtägige einfache Protokolle. Die Abgrenzung zu den Ziffern 8-543 und 8-544 ist leider nicht exakt, sodass nur die Zusammenschau aus Medikamenten und Dauer die Einordnung ermöglicht. Die DGHO-Arbeitsgruppe hat als Definition ein bis zwei Medikamente bei einer maximalen Therapiedauer von 3 Tagen gewählt.

Die Ziffer gilt für systemisch gegebene Zytostatika, nicht jedoch für Steroide, Antikörpergabe (8-547.-) und andere Applikationen wie orale Gabe oder intrathekale Verabreichung u. ä. (8-541.-).

Bei Applikation an einem Tag oder an direkt aufeinander folgenden Tagen mit maximal einem Kalendertag Pause ist die Ziffer nur einmal einzugeben. Sind Pausentage von mehr als einem Kalendertag in der Behandlung (z.B. Gabe an Tag 1, 8 und 15), muss die Ziffer jeweils neu kodiert werden.

Mittelgradig komplexe und intensive Chemotherapie

Dieser Kode gilt für zwei- bis viertägige Protokolle mit mindestens 2 **intravenös** verabreichten Zytostatika pro Block oder intensiver und komplexer Chemotherapie mit einer aufwendigen Therapiesteuerung mit Messung von Medikamentenspiegeln (z. B. MTX) oder Laborwerten (z. B. AT III bei Asparaginase).

Auch hier gelten die Ausnahmen von nicht intravenöser/subkutaner Therapie wie bei Ziffer 8-542. Weiterhin bereitet die Abgrenzung zwischen Ziffer 8-542 und 8-543 Probleme. Die DRG-Gruppe der DGHO hat zur Abgrenzung definiert: 8-543 wird kodiert, wenn

- mehr als 2 nicht oral applizierte Zytostatika

oder

- länger als 3 Tage

oder

- mit aufwändiger Spiegelmessung/Laborkontrollen als Monitoring

therapiert wird. Erlösrelevanz besteht bei diesem Problem weiterhin nicht. Auch hier führen Protokoll gemäße Pausen bis einem Kalendertag noch nicht zur Neukodierung, längere Unterbrechungen führen jedoch zur Eingabe eines neuen Kodes.

Hochgradig komplexe und intensive Chemotherapie
Hier werden die aufwändigen Therapien hauptsächlich bei akuten Leukämien, aber auch bei Lymphomen, Hodentumoren und kindlichen Sarkomen erfasst. Der Kode ist unterteilt in

8-544.0 ein Chemotherapieblock während eines stationären Aufenthaltes
8-544.1 zwei Chemotherapieblöcke während eines stationären Aufenthaltes.

Es müssen mindestens 2 Zytostatika pro Block intravenös appliziert werden. Die Therapie sollte zur Abgrenzung von den anderen Ziffern etwa 5 bis 8 Tage dauern. Aufgrund der Erlösrelevanz sollte man sich hier eng an die Beispielliste im OPS halten.

3.8.5 Gerinnungsfaktoren

Ausgangslage
Nachdem viele Jahre über länderspezifische oder regionale Vereinbarungen Gerinnungsfaktoren (nicht) erstattet wurden, konnte 2013 endlich eine bundesweite Vereinbarung über den Zusatzentgeltkatalog getroffen werden.

Diese Vereinbarung war erforderlich geworden, da etwa die Hälfte der Bundesländer keine oder eine auf die Erbbluter beschränkte Vergütung von Gerinnungsfaktoren hatte. Dies führte dazu, dass die Erstattung von Gerinnungsfaktoren bei erworbenen Gerinnungsstörungen in diesen Bundesländern regelhaft aus formalen Gründen von den Kassen verweigert wurde. In

Bundesländern mit großzügigen Vereinbarungen dagegen wurden über das Bluterentgelt selbst Thrombozytenstörungen oder die Therapie des Morbus Werlhof vergütet.

Auf Initiative der Krankenhausgesellschaften wurde daher auf Bundesebene mit dem GKV Spitzenverband ein Vergütungskompromiss ausgehandelt, der als Einstieg in eine sachgerechte Vergütung von Gerinnungsfaktoren zu sehen ist, aber in den folgenden Jahren noch vereinfacht und verbessert werden musste. Das komplizierte Vergütungsmodell ist der Tatsache geschuldet, dass die Behandlung der angeborenen Gerinnungsstörungen gesetzlich geregelt außerhalb des Erlösbudgets der Krankenhäuser vergütet werden muss. Damit nicht auch erworbene und passagere Gerinnungsstörungen in diesen Budgettopf gelangen, war den Krankenkassen eine deutliche Abgrenzung dieser Fälle zum Bluterentgelt wichtig. Die 2013 grundsätzlich getroffene Vereinbarung konnte für 2014/2015 noch einmal nachgebessert werden. So sank die untere Schwelle, ab der eine Vergütung erfolgt, von 15.000,- auf 9.500,- EUR, gleichzeitig wurde von einer Faktorensicht (15.000,- EUR pro Faktor) auf eine Fallsicht (9.500,- EUR/Fall) umgestellt. Beide Maßnahmen führen dazu, dass in den beiden kommenden Jahren etwas mehr Fälle in den Genuss einer ZE-Vergütung kommen. Für 2016 und 2017 konnte keine Weiterentwicklung der Zusatzentgelte erreicht werden. Für 2015 wurden für den plasmatischen Faktor X und 2017 für den Faktor XI neue Kodes eingeführt.

Aus den Kostendaten des InEK für 2016 war eine Dreiteilung der Kosten für Gerinnungsfaktoren in den Kalkulationshäusern ersichtlich: wenige, aber sehr teure Fälle erhielten rekombinanten Faktor VII, eine weitere, sehr große Gruppe von Patienten erhielt Fibrinogen. Alle anderen Faktoren zusammen genommen bildeten den dritten Kostenblock. Daher wurden aus dem ZE2017-98 für die Gerinnungsfaktorgabe bei erworbenen Störungen ab 2018 drei Zusatzentgelte mit jeweils unterschiedlicher Einstiegsschwelle gebildet. Die Höhe der Einstiegsschwelle orientiert sich dabei jeweils an den Kosten für etwa 7–8 Einzelgaben. Alles darunter verbleibt in den Kosten der Fallpauschalen:

Zusatzentgelt	Bezeichnung	Schwellenwert
ZE2020-137	Gabe von rekombinantem aktiviertem Faktor VI	20.000 €
ZE2020-138	Gabe von Fibrinogenkonzentrat	2.500 €
ZE2020-139	Gabe von Blutgerinnungsfaktoren	6.000 € (für die Summe der Faktoren)

Bis 2013 war die Kodierung der Gerinnungsfaktoren bezüglich der applizierten Menge nur semiquantitativ möglich. Es existierten nur 3 Mengenkodes für die Gabe bis 2.000, bis 5.000 und für mehr als 5.000 Einheiten. Dies, zusammen mit den inkonsistenten Kostendaten der Kalkulationshäuser, stellte das InEK vor große Probleme, zu diesen Verbräuchen sachgerechte Kosten und damit Entgelte zu berechnen. Daher wurden im Katalog 2014 zahlreiche neue Dosisstufen für sämtliche Gerinnungsfaktoren eingeführt und 2016 noch einmal erweitert. Diese ermöglichen selbst ohne Kenntnis der Kostendaten der Kalkulationshäuser eine recht genaue Erfassung der fallbezogenen Kosten. Die Ergebnisse dieser genaueren Kodierung konnten vom InEK allerdings erst 2018 in eine sachgerechtere Vergütung übersetzt werden, da vorher auch zu viele Fehler in Kodierung, Abrechnung und Kostenkalkulation der Gerinnungsfaktoren vorhanden waren.

Im Ergebnis bestehen nun vier Zusatzentgelte:

Gerinnungsfaktoren bei angeborenen Gerinnungsstörungen
Im ZE2020-97 „Behandlung von Blutern mit Blutgerinnungsfaktoren" ging das bereits bestehende „Bluterentgelt" (zuletzt ZE2012-27) auf. Dieses wird extrabudgetär vergütet und definiert sich über eine Liste von Diagnosen, welche in Kombination mit bestimmten OPS-Kodes in das ZE münden. Die Diagnoseliste befindet sich in der Anlage 7 des Fallpauschalenkatalogs und beinhaltet neben sämtlichen angeborenen Gerinnungsstörungen auch die Hemmkörperhämophilien (D68.31 und .32, nicht jedoch

.38!), die primäre Thrombopenie, das Wiskott-Aldrich-Syndrom und das Moschkowitz-Syndrom. Vor allem die nicht angeborenen Gerinnungsstörungen müssen exakt dokumentiert und schlüssig belegt werden, da sonst die Abrechnung des Bluter-ZE nicht möglich ist. Bei den Hemmkörperhämophilien empfehlen sich ein gerinnungsphysiologisches Konsil und eine genaue Labordiagnostik, da hier beim Faktorverbrauch schnell Summen von mehreren Hunderttausend Euro erreicht werden.

Neben einer dieser Diagnosen muss zur Abrechnung des ZE2020-97 mindestens einer der folgenden OPS-Kodes erfasst werden:

OPS-Kode	Bezeichnung
8-810.6*	Transfusion von Plasmabestandteilen und gentechnisch hergestellten Plasmaproteinen: Rekombinanter aktivierter Faktor VII
8-810.7*	Transfusion von Plasmabestandteilen und gentechnisch hergestellten Plasmaproteinen: Plasmatischer Faktor VII
8-810.8*	Transfusion von Plasmabestandteilen und gentechnisch hergestellten Plasmaproteinen: Rekombinanter Faktor VIII
8-810.9*	Transfusion von Plasmabestandteilen und gentechnisch hergestellten Plasmaproteinen: Plasmatischer Faktor VIII
8-810.a*	Transfusion von Plasmabestandteilen und gentechnisch hergestellten Plasmaproteinen: Rekombinanter Faktor IX
8-810.b*	Transfusion von Plasmabestandteilen und gentechnisch hergestellten Plasmaproteinen: Plasmatischer Faktor IX
8-810.c*	Transfusion von Plasmabestandteilen und gentechnisch hergestellten Plasmaproteinen: Feiba - Prothrombinkomplex mit Faktor-VIII-Inhibitor-Bypass-Aktivität
8-810.d*	Transfusion von Plasmabestandteilen und gentechnisch hergestellten Plasmaproteinen: Von-Willebrand-Faktor
8-810.e*	Transfusion von Plasmabestandteilen und gentechnisch hergestellten Plasmaproteinen: Faktor XIII

OPS-Kode	Bezeichnung
8-810.j*	Transfusion von Plasmabestandteilen und gentechnisch hergestellten Plasmaproteinen: Fibrinogenkonzentrat
8-812.5*	Transfusion von Plasma und anderen Plasmabestandteilen und gentechnisch hergestellten Plasmaproteinen: Prothrombinkomplex
8-812.9	Transfusion von Plasma und anderen Plasmabestandteilen und gentechnisch hergestellten Plasmaproteinen: Humanes Protein C, parenteral
8-812.a	Transfusion von Plasma und anderen Plasmabestandteilen und gentechnisch hergestellten Plasmaproteinen: Plasmatischer Faktor X

In dieser Liste sind sämtliche kodierbaren Gerinnungsfaktoren bis auf Faktor XI enthalten. Für **PPSB** existiert bereits seit Jahren das ZE30, vereinbarungsgemäß kann bei Abrechnung des ZE2020-97 nicht gleichzeitig das ZE30 abgerechnet werden.

Der neu geschaffene Kode für humanes Protein C konnte vom InEK noch nicht endgültig überprüft werden. Das Produkt ist nicht zu verwechseln mit dem rekombinanten Protein C, das bei der Sepsis eingesetzt wurde und bis 2012 als ZE73 abzurechnen war, dann jedoch vom Hersteller vom Markt genommen und als ZE gestrichen wurde. Problematisch ist das Fehlen eines zu Protein C passenden Diagnosekodes in Anlage 7. Daher muss man sich bis zur Korrektur mit einem unspezifischen Kode, z. B. D68.4, behelfen.

Gerinnungsfaktoren bei erworbenen Gerinnungsstörungen
Neu geschaffen wurde 2013 das ZE20XX-98 „Gabe von Blutgerinnungsfaktoren", welches nicht bewertet ist, jedoch intrabudgetär vergütet wird. Dieses ZE hat also Effekte auf den Landesbasisfallwert und führt damit zu Umverteilungen zwischen den Krankenhäusern. Krankenhäuser, die in Bundesländern ohne historische Blutervereinbarung liegen, hatten im Jahr 2013 erstmals die Möglichkeit, Gerinnungsfaktoren bei erworbenen Störungen

abrechnen zu können. Aus Furcht vor Fehlanreizen bestanden die Krankenkassen allerdings auf einem unrealistisch hohen unteren Schwellenwert in Höhe von 15.000 EUR für das ZE2013-98, und zwar jeweils für jeden Faktor getrennt. Ab Überschreitung dieses Schwellenwertes ist dann der gesamte für die Behandlung mit diesem Blutgerinnungsfaktor angefallene Betrag abzurechnen. Dieser Schwellenwert schloss über 99 % der Fälle in 2013 von einer Vergütung aus. Ab dem Katalog 2014 sank der Schwellenwert auf 9.500 EUR pro Fall. In einem weiteren Verbesserungsschritt wurde das ZE2017-98 für 2018 in drei neue ZE geteilt, mit differenzierten Einstiegsschwellen. Insgesamt ist mit einer weiteren Verbesserung der Vergütung der Faktorkonzentrate über die ZE zu rechnen.

Aus dem alten ZE2017-98 wurden Fibrinogen und rekombinanter Faktor VII entnommen, alle anderen Faktoren verblieben in dem ZE20XX-139. Für Faktor VII wurde das ZE20XX-137 geschaffen, Fibrinogen wird seit 2018 mit dem ZE20XX-138 ab einer Schwelle von 2.500 Euro vergütet.

In Anlage 7 der Fallpauschalenvereinbarung sind die Diagnosen genannt, die zusammen mit einem entsprechenden OPS aus Anlage 6 in die ZE2020-137 bis 139 führen. Hierbei handelt es sich um die Antikoagulanzienblutung, die ITP, die HIT, weitere thrombozytäre Störungen, aber auch um unspezifische Kodes. Details siehe in Anlage 7 Tabelle 2 der Fallpauschalenvereinbarung.

Folgende OPS-Kodes triggern zusammen mit den genannten Diagnosen in die drei ZE2020-137 bis 139 bei erworbenen Gerinnungsstörungen:

OPS-Kode	Bezeichnung
8-810.6*	Transfusion von Plasmabestandteilen und gentechnisch hergestellten Plasmaproteinen: Rekombinanter aktivierter Faktor VII
8-810.7*	Transfusion von Plasmabestandteilen und gentechnisch hergestellten Plasmaproteinen: Plasmatischer Faktor VII

OPS-Kode	Bezeichnung
8-810.8*	Transfusion von Plasmabestandteilen und gentechnisch hergestellten Plasmaproteinen: Rekombinanter Faktor VIII
8-810.9*	Transfusion von Plasmabestandteilen und gentechnisch hergestellten Plasmaproteinen: Plasmatischer Faktor VIII
8-810.a*	Transfusion von Plasmabestandteilen und gentechnisch hergestellten Plasmaproteinen: Rekombinanter Faktor IX
8-810.b*	Transfusion von Plasmabestandteilen und gentechnisch hergestellten Plasmaproteinen: Plasmatischer Faktor IX
8-810.c*	Transfusion von Plasmabestandteilen und gentechnisch hergestellten Plasmaproteinen: Feiba-Prothrombinkomplex mit Faktor-VIII-Inhibitor-Bypass-Aktivität
8-810.d*	Transfusion von Plasmabestandteilen und gentechnisch hergestellten Plasmaproteinen: Von-Willebrand-Faktor
8-810.e*	Transfusion von Plasmabestandteilen und gentechnisch hergestellten Plasmaproteinen: Faktor XIII
8-810.j*	Transfusion von Plasmabestandteilen und gentechnisch hergestellten Plasmaproteinen: Fibrinogenkonzentrat
8-812.9	Transfusion von Plasma und anderen Plasmabestandteilen und gentechnisch hergestellten Plasmaproteinen: Humanes Protein C, parenteral
8-812.a	Transfusion von Plasma und anderen Plasmabestandteilen und gentechnisch hergestellten Plasmaproteinen: Plasmatischer Faktor X

Die Liste ist bis auf das Fehlen von Prothrombinkomplex identisch mit der Liste für ZE2020-97. Für PPSB besteht seit Jahren das ZE30, daher ist die Vergütung darüber problemlos möglich. ZE30 kann nicht gleichzeitig mit dem entsprechenden ZE2020-97 für PPSB abgerechnet werden. Leider fehlt der inzwischen erhältliche Faktor XI, da er in Deutschland bisher nicht auf dem Markt ist.

Gerinnungsfaktoren bei Gerinnungsstörungen der „Liste 3"

Leider konnten sich die Selbstverwaltungspartner bisher nicht bei allen Gerinnungsstörungen auf eine Zuordnung einigen, daher blieben 12 Kodes übrig, die nun im Einzelfall jeweils einem der beiden ZE zugeordnet werden müssen. Es handelt sich um Kodes aus D65 (inkl. Verbrauchskoagulopathie), die sonstige Hemmkörperhämophilie sowie unspezifische Kodes.

Die Einteilung von Fall zu Fall soll über das Kriterium „dauerhaft erworben" (in Bluter-ZE) und „temporär" (in ZE2020-137 bis 139) erfolgen, ohne dass diese Begriffe medizinisch definiert wären. Dauerhaft erworben wäre auf alle Fälle eine Störung, die lebenslang besteht bzw. bei Lebererkrankungen nur durch eine Lebertransplantation heilbar wäre. Daher können sicherlich Faktoren bei Patienten, die bereits gelistet sind oder zur Lebertransplantation aufgenommen wurden, über das ZE2020-97 abgerechnet werden. Auch Substitutionen bei schwersten Lebererkrankungen bei Alkoholikern, die nicht gelistet werden können, würden über das Bluter-ZE abgerechnet werden.

Details zu den Diagnosen in Anlage 7 Tabelle 3 der Fallpauschalenvereinbarung.

Liste 3: Folgende Diagnosekodes werden von Fall zu Fall dem Bluter- [97] oder Gerinnungsfaktoren-ZE [137-139] zugeordnet:

Kode	Bezeichnung	Führt in ZE 2020-
D65.0	Erworbene Afibrinogenämie	138
D65.1	Disseminierte intravasale Gerinnung [DIG, DIC]	In der Regel temporär, da mit Überwindung der Ursache auch die Gerinnungsstörung behoben ist; daher 137-139
D65.2	Erworbene Fibrinolyseblutung	
D68.01	Erworbenes Willebrand-Jürgens-Syndrom	97 oder 137-139

Kode	Bezeichnung	Führt in ZE 2020-
D68.09	Willebrand-Jürgens-Syndrom, nicht näher bezeichnet	97 oder 137-139
D68.38	Sonstige hämorrhagische Diathese durch sonstige und nicht näher bezeichnete Antikörper	Cave: die spezifischeren Kodes .31 und .32 führen eindeutig in das Bluter-ZE!
D68.4	Erworbener Mangel an Gerinnungsfaktoren	Blutgerinnungsstörungen, die nur durch eine Lebertransplantation heilbar wären, sind dem ZE2020-97 zuzuordnen.
D68.8	Sonstige näher bezeichnete Koagulopathien	97 oder 137-139
D69.1	Qualitative Thrombozytendefekte	97 oder 137-139
D69.88	Sonstige näher bezeichnete hämorrhagische Diathesen	97 oder 137-139
P53	Hämorrhagische Krankheit beim Fetus und Neugeborenen	97 oder 137-139
P60	Disseminierte intravasale Gerinnung beim Fetus und Neugeborenen	97 oder 137-139

Da die Zuordnung der Diagnosen zu einem der beiden Zusatzentgelte Probleme bereiten kann, sollen im Folgenden einige Hilfestellungen dazu gegeben werden:

Disseminierte intravasale Gerinnung

Die Kodes aus D65 beschreiben in der Regel die Komplikation einer anderen Erkrankung, z. B. eines Polytraumas mit Schock, einer geburtshilflichen Komplikation oder einer Sepsis. Mit Beherrschen dieser schweren Grunderkrankung normalisiert sich in der Regel auch die Gerinnungssituation, sodass bei diesen Kodes von einer temporären Störung und damit einer Vergütung über die Zusatzentgelte ZE2020-137 bis 139 auszugehen ist. Eine länger andauernde disseminierte intravasale Gerinnung führt andererseits rasch zum Tod des Patienten. Das Gesagte gilt auch für die Verbrauchskoagulopathie des Neugeborenen (P60).

Erworbenes Willebrand-Jürgens-Syndrom

Die beiden Kodes zum Willebrand-Jürgens-Syndrom aus Liste 3 beschreiben ein sehr seltenes Phänomen. In der Regel ist das Willebrand-Jürgens-Syndrom angeboren. Seltene erworbene Formen treten meistens als Begleiterkrankung bei Herzklappendefekten (vor allem bei der Aortenstenose), im Rahmen von einigen Autoimmunerkrankungen (wie zum Beispiel bei der Purpura Schönlein-Henoch), bei Malignen Lymphomen, als Folge des Einsatzes einer Herz-Lungen-Maschine oder als Nebenwirkung einer Therapie mit Valproat auf. Meist ist die Störung temporär, in extrem seltenen Fällen wie als Symptom einer Autoimmunerkrankung kann die Gerinnungsstörung aber auch persistieren. Nur dann kommt bei Substitution von Faktoren das Bluterentgelt zur Abrechnung.

D68.4 Sonstige Gerinnungsstörung

Kritisch ist der Kode D68.4 zu sehen, da über diesen Kode recht viele erworbene Gerinnungsstörungen, v. a. bei Lebererkrankungen, kodiert werden. Außerdem wird dieser Kode oft irrtümlich zusätzlich kodiert und löst damit eine falsche Vergütung aus. Bei diesem Kode ist das Streitpotential mit dem MD also bereits vorprogrammiert.

Daher können sicherlich Faktoren bei Patienten, die bereits zur Lebertransplantation gelistet sind oder zur Lebertransplantation aufgenommen wurden, über das ZE2020-97 abgerechnet werden. Auch Substitutionen bei schwersten Lebererkrankungen bei Alkoholikern, die nicht gelistet werden können, würden über das Bluter-ZE abgerechnet werden.

Folgende Einschränkungen finden sich im ICD-10 zu D68.4:

Enthalten sind die Gerinnungsstörungen bei Lebererkrankungen und durch Vitamin-K-Mangel, nicht jedoch, wenn der Vitamin-K-Mangel iatrogen bei Cumaringabe (dann D68.33) oder anderen Medikamenten (dann anderer Kode aus D68.3-) oder bei Neugeborenen (dann P53) auftritt. Ebenso wenig kann D68.4 bei einem erworbenen Willebrand-Jürgens-Syndrom (dann D68.01) kodiert werden.

Folgende Diagnosen für schwere Lebererkrankungen qualifizieren (ohne Anspruch auf Vollständigkeit) zusammen mit dem Kode D68.4 bei Faktorengabe wegen Gerinnungsstörung zur Abrechnung im ZE2020-97:

ICD-Kode	Bezeichnung
K70.4	Alkoholisches Leberversagen
K71.1	Toxische Leberkrankheit mit Lebernekrose
K72.-	Leberversagen, andernorts nicht klassifiziert [sämtliche Kodes]
K74.3	Primäre biliäre Zirrhose
K74.4	Sekundäre biliäre Zirrhose
K74.72!	Leberzirrhose, Stadium Child-Pugh C [Zusatzkode]
K76.5	VOD
K76.7	Hepatorenales Syndrom
O90.4	Hepatorenales Syndrom, postpartal
K77.13*	Stadium 3 der akuten Leber-Graft-versus-Host-Krankheit (mit T86.02†)
K77.14*	Stadium 4 der akuten Leber-Graft-versus-Host-Krankheit (mit T86.02†)

3.8.6 Hitliste Prozeduren

Diese Liste stellt eine Hitliste der wichtigsten Prozeduren und deren Regeln bei der Verschlüsselung für eine **internistische** Station mit intensivmedizinischem Schwerpunkt dar. Es wurden v. a. Kodes für Leistungen aufgenommen, welche auf Station erbracht werden können.

Die Prozeduren werden in die Bereiche

- Diagnostik
- Infektionsdiagnostik
- Therapeutische Maßnahmen
- Transfusionen
- Dialyseverfahren
- Chemotherapie
- ZE-Medikamente (Antimykotika, Wachstumsfaktoren)
- Notfälle, kardiologische Prozeduren, Reanimation

unterteilt.

Nomenklatur:
Fettgedruckte Ziffern sind nur Kapitelüberschriften und nicht verwendbar.

Hellgrau unterlegte Ziffern nur einmal pro Aufenthalt verschlüsseln, alle anderen bei jeder Maßnahme (z. B. Gastroskopie über 2 Tage = 2 × die Ziffer eingeben)

⇆ bei diesem Symbol muss die Seite mit kodiert werden: R = rechts, L = links, B = beidseits.

Diagnostik

Ziffer	Bezeichnung	Bemerkung
1-202	**Diagnostik zur Feststellung des Hirntodes** Nach den gültigen Festlegungen der BÄK, Einzelkodes dann nicht zusätzlich kodierbar	
1-202.0-	bei potenziellem Organspender	Endziffer 0: ohne Feststellung Hirntod Endziffer 1: mit Feststellung Hirntod
1-202.1	bei sonstigen Patienten	
1-204.2	Lumbale Liquorpunktion	nur Diagnostik

Ziffer	Bezeichnung	Bemerkung
1-204.5	Liquorentnahme aus Shunt	z. B. aus Rickham-Reservoir, nur Diagnostik
1-424	Biopsie am Knochenmark, Stanzbiopsie	gilt für alle KM-Punktionen (Stanzen, Zytologien, Beckenkamm und Sternum)
1-430	**Endoskopische Biopsie ohne Inzision an respiratorischen Organen**	1–5 Biopsien Inkl. endoskopische Biopsie (dann Endoskopie zusätzlich kodieren)
1-430.1-	Biopsie Bronchus ⇆	.10 Zangenbiopsie .11 Kryobiopsie .12 Biopsie durch Schlingenabtragung .1x Sonstige
1-430.2-	Biopsie Lunge ⇆	1–5 Biopsien .20 Zangenbiopsie .21 Kryobiopsie .2x Sonstige
1-430.3-	Stufenbiopsie Lunge ⇆	Mehr als 5 Biopsien .30 Zangenbiopsie .31 Kryobiopsie .3x Sonstige
1-431.0	Perkutane Biopsie Lunge ⇆	
1-432	**Perkutane Biopsie an respiratorischen Organen mit Steuerung Bildgebung**	
1-432.00	Lunge durch Feinnadelaspiration ⇆	
1-432.01	Lunge durch Stanzbiopsie ohne Clip-Markierung ⇆	

Ziffer	Bezeichnung	Bemerkung
1-432.02	Lunge durch Stanzbiopsie mit Clip-Markierung ⇆	
1-432.0x	Lunge sonstige ⇆	
1-620	**Diagnostische Tracheobronchoskopie**	
1-620.00	mit flexiblem Instrument ohne weitere Maßnahmen	Inklusive Foto- und Videodokumentation Auch über Stoma Biopsien gesondert kodieren (siehe unten)
1-620.01	mit flexiblem Instrument mit bronchoalveolärer Lavage	
1-620.02	mit flexiblem Instrument mit Alveoloskopie	
1-620.03	Mit katheterbasierter Luftstrommessung	
1-620.10	Mit starrem Instrument: Ohne weitere Maßnahmen	
1-620.11	Mit starrem Instrument: Mit katheterbasierter Luftstrommessung	
1-613	**Evaluation des Schluckens mit flexiblem Endoskop** nicht Diagnostische Laryngoskopie (1-610 ff.), Diagnostische Pharyngoskopie (1-611 ff.)	
1-630.0	Ösophagoskopie mit flexiblem Instrument	Inklusive Foto- und Videodokumentation Biopsien gesondert kodieren (siehe unten) Kodes für Endoskopie über Stoma siehe 1-638
1-630.1	Ösophagoskopie mit starrem Instrument	
1-631	Ösophagogastroskopie	
1-632	ÖGD	
1-440	**Endoskopische Biopsie an oberem Verdauungstrakt**	
1-440.a	1-5 Biopsien	Bis 5 Biopsien, falls > 5 Biopsien, mit 1-440.9 kodieren Zugang mittels Endoskopie zusätzlich kodieren

Ziffer	Bezeichnung	Bemerkung
1-440.9	Stufenbiopsie	Mehr als 5 Biopsien
1-65	Diagnostische Endoskopie des unteren Verdauungstraktes	
1-653	Proktoskopie	Inklusive Foto- und Videodokumentation
1-654.0	Rektoskopie mit flexiblem Instrument	Biopsien gesondert kodieren (siehe unten)
1-654.1	Rektoskopie mit starrem Instrument	Kodes für Endoskopie über Stoma siehe 1-652 weitere Kodes für Koloskopie
1-444	**Endoskopische Biopsie am unteren Verdauungstrakt**	
1-444.7	1-5 Biopsien	Bis 5 Biopsien, falls > 5 Biopsien, mit 1-444.6 kodieren Zugang mittels Endoskopie zusätzlich kodieren
1-444.6	Stufenbiopsie	Mehr als 5 Biopsien
1-842	Perikardpunktion	nur Diagnostik
1-843⇆	Punktion aus Bronchus	nur Diagnostik
1-844⇆	Pleurapunktion	nur Diagnostik, nur 1x/Aufenthalt!
1-859.0	Punktion Schilddrüse	nur Diagnostik
1-845	Leberpunktion (auch Zyste)	nur Diagnostik
1-853.2	Aszitespunktion	nur Diagnostik, nur 1x/Aufenthalt!
1-853.0	Peritoneallavage	nur Diagnostik
1-999.1	Fluoreszenz-gestützte diagnostische Verfahren	Als Ergänzung bei Endoskopien
3-052	Transösophageales ECHO	[TEE]

Ziffer	Bezeichnung	Bemerkung
8-93	**Monitoring Atmung, Herz, Kreislauf** **Nur einmal pro Aufenthalt kodieren.** **Nur für Patienten auf einer Intensivstation!**	
8-930	Ohne Messung PA-Druck und ZVD	Beinhaltet kontinuierliche Messung von EKG, RR, AF, sonstigen Vitalzeichen, O_2-Sättigung, Bilanzierung sowie die Auswertung und klinische Beurteilung der Werte
8-931.0	Mit Messung von ZVD, ohne kontinuierliche reflexionsspektrom. Messung der zentralven. O_2-Sättigung	
8-931.1	Mit Messung von ZVD, mit kontin. reflexionsspektrom. Messung der zentralven. O_2Sättigung	
8-932	Mit Messung von PA-Druck	
8-933	Funkgesteuerte kardiologische Telemetrie	nur für stationär behandelte Patienten

Infektionen – Diagnostik und Therapie

Ziffer	Bezeichnung	Bemerkung
	Klinische Untersuchung	Nicht kodierbar
	Blutkultur/Urinkultur	Nicht kodierbar
1-920	Medizinische Evaluation und Entscheidung über die Indikation zur Transplantation	
1-930.0	Infektiologisch-mikrobiologisches Monitoring bei Immunsuppression	Monitoring auf Infektionen (z. B. durch M. tuberculosis, nichttuberkulöse Mykobakt., Mykoplasmen, Legionellen, CMV, HSV, VZV, Chlamydia pneumoniae, Pneumocystis carinii (jirove-ci), Toxoplasma gondii, Aspergillus u. a. Fadenpilze und Candida) mit speziellen Methoden (Nukleinsäurenach-weis, Antigennachweis, Spezialkulturen) bei Immunsuppression
1-930.1	Quantitative Virus-Nukleinsäurebestimmung	

Ziffer	Bezeichnung	Bemerkung
1-931.0	Molekularbiologisch-mikrobiologische Diagnostik - ohne Resistenzbestimmung	Inkl.: Multiplex-PCR, FISH [Fluoreszenz-in-situ-Hybridisierung], 16rDNA-Sequenzierung, Mehrfach-PCR
1-931.1	Molekularbiologisch-mikrobiologische Diagnostik - mit Resistenzbestimmung	Nicht gleichzeitig mit 1-930. Ein Kode aus diesem Bereich ist zu verwenden bei Verfahren zur schnellen Erregeridentifikation z.B. bei Blutstrominfektionen, schweren respiratorischen Infektionen, Meningitis, Enzephalitis, Gewebs- und Implantatinfektionen. Mindestmerkmale: Es werden in einem einzigen diagnostischen Schritt mit einem spezialisierten Verfahren zum Nukleinsäurenachweis (mit/ohne Amplifikation) mindestens 10 Erreger gleichzeitig bestimmt
	Sonst. aufwändige Labordiagnostik	Nicht kodierbar
	ZVK-Wechsel	Auch für PIC-Katheter zu verwenden
8-831.2	ZVK-Entfernung mit bakteriologischer Probenentnahme	Einschicken der ZVK-Spitze nicht kodierbar
	Gabe von Antibiotika	Nicht kodierbar. Vereinzelt NUBs für neue Antibiotika
	Gabe von Antimykotika	Kodes siehe ZE-Liste
8-987.-	Komplexbehandlung bei Besiedelung oder Infektion mit multiresistenten Erregern [MRE]	0=Isolierstation 1= Normalstation 6. Stelle: Behandlungsdauer
8-98g	Komplexbehandlung bei Besiedelung oder Infektion mit nicht multiresistenten isolationspflichtigen Erregern	

Therapeutische Maßnahmen

Ziffer	Bezeichnung	Bemerkung
8-020.8	Systemische Thrombolyse	
8-020.c	Thrombininjektion nach Anwendung eines Katheters in einer Arterie	bei Nachblutung oder Aneurysma spurium nach einer diagnostischen oder interventionellen Anwendung eines Katheters
8-390– (Auswahl)	**Lagerungsbehandlung**	Nur bei deutlich erhöhtem personellem, zeitlichem od. materiellem Aufwand, keine Antidekubituslagerung, nicht die standardmäßige Decubitusprophylaxe, siehe MDK-Empfehlung Nr. 93
8-390.0	Lagerung im Spezialbett	Spezielle Lagerung (Schienen, Extensionen, Spezialbetten, bei Hemi- und Tetraplegie, bei WS-Instabilitäten (MM!)) Beispiele: Sandwich- oder Rotationsbett, programmierbares elektrisches Schwergewichtigenbett
8-390.1	Therapeutisch-funktionelle Lagerung (mehrmals täglich!)	
8-390.2	Lagerung im Schlingentisch	
8-390.3	Lagerung bei Schienen	
8-390.5	Lagerung im Weichlagerungsbett	Mit programmierbarer automatischer Lagerungshilfe
8-547.30	Immunsuppression intravenös	
8-547.31	Immunsuppression sonstige Applikationsform	

Ziffer	Bezeichnung	Bemerkung
8-015.-	Enterale Ernährungstherapie als medizinische Hauptbehandlung	
8-015.0	Über eine Sonde	Inkl. Erstellung des Behandlungsplanes
8-015.1	Über ein Stoma	
8-015.2	Therapeutische Hyperalimentation	
8-015.x	Sonstige	
8-016	Parenterale Ernährungstherapie als medizinische Hauptbehandlung	Inkl. Erstellung des Behandlungsplanes
8-017.-	Enterale Ernährung als medizinische Nebenbehandlung	Inkl. Erstellung des Behandlungsplanes
8-017.0	Mindestens 7 bis höchstens 13 Behandlungstage	Die enterale Ernährung erfolgt über eine Sonde bzw. ein Stoma.
8-017.1	Mindestens 14 bis höchstens 20 Behandlungstage	Nicht auf Intensivstation
8-017.2	Mindestens 21 Behandlungstage	
8-018.-	Komplette parenterale Ernährung als medizinische Nebenbehandlung	Inkl. Erstellung des Behandlungsplanes Die parenterale Ernährung erfolgt intravenös.
8-018.0	Mindestens 7 bis höchstens 13 Behandlungstage	**Nicht auf Intensivstation.**
8-018.1	Mindestens 14 bis höchstens 20 Behandlungstage	Eine komplette parenterale Ernährung enthält die Makronährstoffe Glukose, Fette u. Aminosäuren und die Mikronährstoffe fett- und wasserlösliche Vitamine und Spurenelemente
8-018.2	Mindestens 21 Behandlungstage	
8-120	Magenspülung	

Ziffer	Bezeichnung	Bemerkung
8-121	Darmspülung	Hebe-/Senk-Einlauf Nicht Micro-Clyss, nicht Oralav u. ä. Nicht als Vorbereitung auf einen Eingriff, z. B. Koloskopie!
5-431	Anlegen einer PEG	
8-123.0	Wechsel einer PEG	
8-123.1	Entfernung einer PEG	
8-125	**Anlegen und Wechsel einer duodenalen oder jejunalen Ernährungssonde**	
8-125.0	Transnasal	
8-125.1	Transnasal endoskopisch	
8-125.2	Über liegende PEG-Sonde, endoskopisch	ÖGD im Kode bereits enthalten
8-127	**Endoskopisches Einlegen und Entfernung eines Magenballons**	
8-127.0	Einlegen	ÖGD im Kode bereits enthalten
8-127.1	Entfernung	
8-132	**Manipulationen an der Harnblase**	
8-132.1	Spülung, einmalig	
8-132.2	Spülung, intermittierend	
8-132.3	Spülung, kontinuierlich	
	Transurethrales Legen eines Blasenkatheters	Kein Kode
5-572.1	Anlegen eines suprapubischen Harnblasenkatheters	
8-133	**Wechsel und Entfernung eines suprapubischen Katheters**	
8-133.0	Wechsel	

Ziffer	Bezeichnung	Bemerkung
8-133.1	Entfernung	
8-144.-	Therapeutische Drainage Pleurahöhle	Therapeutische Spülungen der Pleurahöhle gesondert kodieren (8-173.1 ff.)
8-144.0	Großlumig	Inkl.: Thoraxdrainage durch Mini-Thorakotomie
8-144.1	Kleinlumig, dauerhaftes Verweilsystem	
8-144.2	Kleinlumig, sonstiger Katheter	Inkl.: Pleurakatheter Einführung der Drainage über Hohlnadel
8-152.0	Therapeutische Punktion Perikard	Perikardpunktion zur Entlastung Perikarddrainage
8-152.1⇆	Therapeutische Punktion Pleurahöhle	Pleurapunktion zur Entlastung Nicht Chemotherapiegabe in die Pleurahöhle
8-173.1-	Therapeutische Spülung (Lavage) der Pleurahöhle	Bei kontinuierlichen Spülungen der Pleurahöhle ist für jeden Tag eine Spülung zu zählen.
8-173.10	1 bis 7 Spülungen	Diskontinuierliche Spülungen sind immer dann einzeln zu zählen, wenn zwischen 2 Spülungen ein zeitlicher Abstand von mindestens 4 Stunden liegt
8-173.11	8 bis 14 Spülungen	
8-173.12	15 bis 21 Spülungen	
8-173.13	22 oder mehr Spülungen	
8-173.0	Therapeutische Spülung (Lavage) der Lunge	Nicht Bronchiallavage, nur die sehr aufwändige Spülung der ganzen Lunge
8-153	Therapeutische Punktion Bauchhöhle	Aszitespunktion zur Entlastung

Ziffer	Bezeichnung	Bemerkung
8-151.2	Therapeutische Punktion Ventrikelshunt	z. B. Punktion Rickham-Reservoir in Verbindung mit intrathekaler Chemotherapie
8-151.4	Therapeutische Lumbalpunktion	z. B. in Verbindung mit intrathekaler Chemotherapie
8-820	**Plasmapherse**	**Die Gabe von Plasma oder Albumin ist im Kode enthalten!**
8-820.0-	Therapeutische Plasmapherese mit normalem Plasma	z. B. bei HUS, letzte Ziffer: Anzahl der Plasmapheresen, siehe OPS. ZE!
8-820.1-	Therapeutische Plasmapherese mit kryodepletiertem Plasma	z. B. bei HUS, letzte Ziffer: Anzahl der Plasmapheresen, siehe OPS. ZE!
8-820.2-	Therapeutische Plasmapherese mit gefrorenem, pathogeninaktiviertem Plasma	letzte Ziffer: Anzahl der Plasmapheresen, siehe OPS. ZE!
8-823	Zellapherese	Therapeutisch z. B. bei Leukämien mit sehr hohen Zellzahlen zur Blastenreduktion. Hat nichts mit der Leukapherese zur Stammzellgewinnung zu tun!
8-826.0-	Doppelfiltrationsplasmapherese ohne Kryofiltration	letzte Ziffer: Anzahl der Plasmapheresen, siehe OPS. ZE!
8-826.1-	Doppelfiltrationsplasmapherese mit Kryofiltration	letzte Ziffer: Anzahl der Plasmapheresen, siehe OPS. ZE!
Gefäßkatheter		
8-831.0	Legen ZVK	

Ziffer	Bezeichnung	Bemerkung
8-831.2	Wechsel ZVK	Kodes für Entfernung ab 2008 gestrichen!
8-831.5	Legen eines großlumigen Katheters zur extrakorporalen Blutzirkulation	Shaldonkatheter zur Dialyse
8-832.0	Legen Pulmonaliskatheter	
8-832.2	Wechsel Pulmonaliskatheter	
8-839.0	**Perkutane Einführung einer intraaortalen Ballonpumpe**	Dauer der Behandlung zusätzlich kodieren (siehe unten)
8-83a.00	Dauer der Pumpenbehandlung unter 48 h	
8-83a.01	Dauer der Pumpenbehandlung 48 bis unter 96 h	
8-83a.02	Dauer der Pumpenbehandlung 96 h oder mehr	
8-839.3	Entfernung einer intraaortalen Ballonpumpe	

Dialyseverfahren

8-853	**Hämofiltration** Jede einzelne Hämofiltration wird kodiert. Beginn: mit Anschluss an die Dialysemaschine Ende: mit Entlassung des Patienten oder der Unterbrechung des Verfahrens für mehr als 24 Stunden. Bei Unterbrechungen bis zu 24 Stunden keine neue Kodierung erforderlich

8-853.1-	Kontinuierlich, arteriovenös (CAVH)	Letzte Ziffer: Dauer 3 Bis 24 Stunden 4 Mehr als 24 bis 72 Stunden 5 Mehr als 72 bis 144 Stunden 6 Mehr als 144 bis 264 Stunden 7 Mehr als 264 bis 432 Stunden 9 Mehr als 432 bis 600 Stunden a Mehr als 600 bis 960 Stunden b Mehr als 960 bis 1.320 Stunden c Mehr als 1.320 bis 1.680 Stunden d Mehr als 1.680 bis 2.040 Stunden e Mehr als 2.040 bis 2.400 Stunden f Mehr als 2.400 Stunden
8-853.3	Intermittierend	Antikoagulation mit Heparin oder ohne Antikoagulation
8-853.4	Intermittierend	Antikoagulation mit sonstigen Substanzen Antikoagulation mit Citrat
8-853.5	Verlängert intermittierend	Mehr als 6 Stunden Antikoagulation mit Heparin oder ohne Antikoagulation
8-853.6	Verlängert intermittierend	Mehr als 6 Stunden Antikoagulation mit sonstigen Substanzen Antikoagulation mit Citrat

8-853.7-	Kontinuierlich, venovenös, pumpengetrieben (CVVH),	Antikoagulation mit Heparin oder ohne Antikoagulation Letzte Ziffer: Dauer 0 Bis 24 Stunden 1 Mehr als 24 bis 72 Stunden 2 Mehr als 72 bis 144 Stunden 3 Mehr als 144 bis 264 Stunden 4 Mehr als 264 bis 432 Stunden 6 Mehr als 432 bis 600 Stunden 7 Mehr als 600 bis 960 Stunden 8 Mehr als 960 bis 1.320 Stunden 9 Mehr als 1.320 bis 1.680 Stunden a Mehr als 1.680 bis 2.040 Stunden b Mehr als 2.040 bis 2.400 Stunden c Mehr als 2.400 Stunden
8-853.8-	Kontinuierlich, venovenös, pumpengetrieben (CVVH),	Antikoagulation mit sonstigen Substanzen Antikoagulation mit Citrat Letzte Ziffer: Dauer 0 Bis 24 Stunden 1 Mehr als 24 bis 72 Stunden 2 Mehr als 72 bis 144 Stunden 3 Mehr als 144 bis 264 Stunden 4 Mehr als 264 bis 432 Stunden 6 Mehr als 432 bis 600 Stunden 7 Mehr als 600 bis 960 Stunden 8 Mehr als 960 bis 1.320 Stunden 9 Mehr als 1.320 bis 1.680 Stunden a Mehr als 1.680 bis 2.040 Stunden b Mehr als 2.040 bis 2.400 Stunden c Mehr als 2.400 Stunden

8-854	**Hämodialyse** Jede einzelne Dialyse wird kodiert. Beginn: mit Anschluss an die Dialysemaschine Ende: mit Entlassung des Patienten oder der Unterbrechung des Verfahrens für mehr als 24 Stunden. Bei Unterbrechungen bis zu 24 Stunden keine neue Kodierung erforderlich	
8-854.2	Intermittierend,	Antikoagulation mit Heparin oder ohne Antikoagulation
8-854.3	Intermittierend,	Antikoagulation mit sonstigen Substanzen Antikoagulation mit Citrat
8-854.4	Verlängert intermittierend	Mehr als 6 Stunden Antikoagulation mit Heparin oder ohne Antikoagulation
8-854.5	Verlängert intermittierend	Mehr als 6 Stunden Antikoagulation mit sonstigen Substanzen Antikoagulation mit Citrat

8-854.6-	Kontinuierlich, venovenös, pumpengetrieben (CVVH),	Antikoagulation mit Heparin oder ohne Antikoagulation Letzte Ziffer: Dauer 0 Bis 24 Stunden 1 Mehr als 24 bis 72 Stunden 2 Mehr als 72 bis 144 Stunden 3 Mehr als 144 bis 264 Stunden 4 Mehr als 264 bis 432 Stunden 6 Mehr als 432 bis 600 Stunden 7 Mehr als 600 bis 960 Stunden 8 Mehr als 960 bis 1.320 Stunden 9 Mehr als 1.320 bis 1.680 Stunden a Mehr als 1.680 bis 2.040 Stunden b Mehr als 2.040 bis 2.400 Stunden c Mehr als 2.400 Stunden
8-854.7-	Kontinuierlich, venovenös, pumpengetrieben (CVVH),	Antikoagulation mit sonstigen Substanzen Antikoagulation mit Citrat Letzte Ziffer: Dauer 0 Bis 24 Stunden 1 Mehr als 24 bis 72 Stunden 2 Mehr als 72 bis 144 Stunden 3 Mehr als 144 bis 264 Stunden 4 Mehr als 264 bis 432 Stunden 6 Mehr als 432 bis 600 Stunden 7 Mehr als 600 bis 960 Stunden 8 Mehr als 960 bis 1.320 Stunden 9 Mehr als 1.320 bis 1.680 Stunden a Mehr als 1.680 bis 2.040 Stunden b Mehr als 2.040 bis 2.400 Stunden c Mehr als 2.400 Stunden

8-854.8	Verlängert intermittierend, zur Elimination von Proteinen mit einer Molekularmasse bis 60.000	Elimination von Leichtketten Eine verlängerte intermittierende Hämodialyse dauert mehr als 6 Stunden
8-855	**Hämodiafiltration** Jede einzelne Hämodiafiltration wird kodiert. Beginn: mit Anschluss an die Dialysemaschine Ende: mit Entlassung des Patienten oder der Unterbrechung des Verfahrens für mehr als 24 Stunden. Bei Unterbrechungen bis zu 24 Stunden keine neue Kodierung erforderlich	
8-855.1-	Kontinuierlich, arteriovenös (CAVH)	Letzte Ziffer: Dauer 3 Bis 24 Stunden 4 Mehr als 24 bis 72 Stunden 5 Mehr als 72 bis 144 Stunden 6 Mehr als 144 bis 264 Stunden 7 Mehr als 264 bis 432 Stunden 9 Mehr als 432 bis 600 Stunden a Mehr als 600 bis 960 Stunden b Mehr als 960 bis 1.320 Stunden c Mehr als 1.320 bis 1.680 Stunden d Mehr als 1.680 bis 2.040 Stunden e Mehr als 2.040 bis 2.400 Stunden f Mehr als 2.400 Stunden
8-855.3	Intermittierend,	Antikoagulation mit Heparin oder ohne Antikoagulation
8-855.4	Intermittierend,	Antikoagulation mit sonstigen Substanzen Antikoagulation mit Citrat
8-855.5	Verlängert intermittierend	Mehr als 6 Stunden Antikoagulation mit Heparin oder ohne Antikoagulation
8-855.6	Verlängert intermittierend	Mehr als 6 Stunden Antikoagulation mit sonstigen Substanzen Antikoagulation mit Citrat

8-855.7-	Kontinuierlich, venovenös, pumpengetrieben (CVVH),	Antikoagulation mit Heparin oder ohne Antikoagulation Letzte Ziffer: Dauer 0 Bis 24 Stunden 1 Mehr als 24 bis 72 Stunden 2 Mehr als 72 bis 144 Stunden 3 Mehr als 144 bis 264 Stunden 4 Mehr als 264 bis 432 Stunden 6 Mehr als 432 bis 600 Stunden 7 Mehr als 600 bis 960 Stunden 8 Mehr als 960 bis 1.320 Stunden 9 Mehr als 1.320 bis 1.680 Stunden a Mehr als 1.680 bis 2.040 Stunden b Mehr als 2.040 bis 2.400 Stunden c Mehr als 2.400 Stunden
8-855.8-	Kontinuierlich, venovenös, pumpengetrieben (CVVH),	Antikoagulation mit sonstigen Substanzen Antikoagulation mit Citrat Letzte Ziffer: Dauer 0 Bis 24 Stunden 1 Mehr als 24 bis 72 Stunden 2 Mehr als 72 bis 144 Stunden 3 Mehr als 144 bis 264 Stunden 4 Mehr als 264 bis 432 Stunden 6 Mehr als 432 bis 600 Stunden 7 Mehr als 600 bis 960 Stunden 8 Mehr als 960 bis 1.320 Stunden 9 Mehr als 1.320 bis 1.680 Stunden a Mehr als 1.680 bis 2.040 Stunden b Mehr als 2.040 bis 2.400 Stunden c Mehr als 2.400 Stunden
8-856	Hämoperfusion	
8-858	Extrakorporale Leberersatztherapie	[Leberdialyse]

Chemotherapie

8-541.-	Instillation von und lokoregionale Therapie mit zytotoxischen Materialien und Immunmodulatoren
8-541.0	Intrathekal
8-541.1	Intrazerebral
8-541.2	In die Pleurahöhle ⇆
8-541.3	Intraperitoneal
8-541.4	In die Harnblase
8-541.5	In das Nierenbecken ⇆
8-541.6	Arteriell
8-541.x	Sonstige ⇆
8-542.-	Nicht komplexe Chemotherapie [5. Ziffer Anzahl der Tage, 6. Ziffer Anzahl der Zytostatika]
8-543.-	Mittelgradig komplexe und intensive Blockchemotherapie [5. Ziffer Anzahl der Tage, 6. Ziffer Anzahl der Zytostatika]
8-544.-	**Hochgradig komplexe und intensive Blockchemotherapie:**
8-544.0	Ein Chemotherapieblock während eines stationären Aufenthaltes
8-544.1	Zwei Chemotherapieblöcke während eines stationären Aufenthaltes
8-547.-	**Andere Immuntherapie**
8-547.0	Mit nicht modifizierten Antikörpern
8-547.1	Mit modifizierten Antikörpern
8-547.2	Mit Immunmodulatoren

Transfusionen

Übersicht

2015 erfolgte die Angleichung der Dosisstufen der Apherese- und Pool-Thrombozytengabe auf OPS-Ebene. 2017 ergänzte eine Ausweitung der Dosisstufen die Thrombozyten-Kodes.

Die Kodes dieses Kapitels führen zum Teil in Zusatzentgelte, zum Teil nicht. Zusatzentgelte werden berechnet nach Menge oder Anzahl der verabreichten Substanzen.

8-80	Transfusion von Blutzellen
8-800.0	Vollblut 1–5 TE
8-800.1	Vollblut > 5 TE
8-800.6-	Thrombozytenkonzentrate, patientenbezogen (HLA-kompatibel)
8-800.c-	Erythrozytenkonzentrate
8-800.g- 8-800.m-	Thrombozytenkonzentrate [früher: gepoolt]
8-800.h- 8-800.n-	pathogeninaktiviertes Thrombozytenkonzentrat
8-800.f- 8-800.k-	Apherese-Thrombozytenkonzentrate
8-800.d- 8-800.j-	pathogeninaktiviertes Apherese-Thrombozytenkonzentrat
8-81	**Transfusion von Plasma und Plasmabestandteilen**
	Tabelle siehe unten; deutliche Spezifizierung der Dosisstufen seit 2014

Transfusion von Blutzellen

8-80	Transfusion von Blutzellen	
8-800.0	Vollblut 1–5 TE	Inkl. Bedside-Test
8-800.1	Vollblut > 5 TE	Inkl. Massentransfusion
8-800.c-	**Erythrozytenkonzentrate**	
8-800.c0	EKs 1–5 TE	Kein ZE
8-800.c1	EKs 6–10 TE	Kindersplitt! Nur abrechenbar für Patienten < 15 Jahre.
8-800.c2	EKs 11–15 TE	Kindersplitt! Nur abrechenbar für Patienten < 15 Jahre.

8-800.c3	EKs 16–23 TE	8-800.ce	EKs 120–135 TE
8-800.c4	EKs 24–31 TE	8-800.cf	EKs 136–151 TE
8-800.c5	EKs 32–39 TE	8-800.cg	EKs 152–167 TE
8-800.c6	EKs 40–47 TE	8-800.ch	EKs 168–183 TE
8-800.c7	EKs 48–55 TE	8-800.ci	EKs 184–199 TE
8-800.c8	EKs 56–63 TE	8-800.ck	EKs 200–215 TE
8-800.c9	EKs 64–71 TE	8-800.cm	EKs 216–231 TE
8-800.ca	EKs 72–79 TE	8-800.cn	EKs 232–247 TE
8-800.cb	EKs 80–87 TE	8-800.cp	EKs 248–263 TE
8-800.cc	EKs 88–103 TE	8-800.cq	EKs 264–279 TE
8-800.cd	EKs 104–119 TE	8-800.cr	EKs 280 oder mehr
8-800.g-	**Thrombozytenkonzentrat [Pool]**		
8-800.g0	1 TK	Kein ZE	
8-800.g1	2 TK	Kindersplit! Nur abrechenbar für Patienten < 15 Jahre.	
8-800.g2	3 TK	Kindersplit! Nur abrechenbar für Patienten < 15 Jahre.	
8-800.g3	4 TK	8-800.gs	94 bis unter 102 TK
8-800.g4	5 TK	8-800.gt	102 bis unter 110 TK
8-800.g5	6 bis unter 8 TK	8-800.gu	110 bis unter 118 TK
8-800.g6	8 bis unter 10 TK	8-800.gv	118 bis unter 126 TK
8-800.g7	10 bis unter 12 TK	8-800.gz	126 bis unter 134 TK
8-800.g8	12 bis unter 14 TK	8-800.m0	134 bis unter 146 TK
8-800.g9	14 bis unter 16 TK	8-800.m1	146 bis unter 158 TK
8-800.ga	16 bis unter 18 TK	8-800.m2	158 bis unter 170 TK
8-800.gb	18 bis unter 20 TK	8-800.m3	170 bis unter 182 TK
8-800.gc	20 bis unter 24 TK	8-800.m4	182 bis unter 194 TK
8-800.gd	24 bis unter 28 TK	8-800.m5	194 bis unter 210 TK
8-800.ge	28 bis unter 32 TK	8-800.m6	210 bis unter 226 TK
8-800.gf	32 bis unter 36 TK	8-800.m7	226 bis unter 242 TK

8-800.gg	36 bis unter 40 TK	8-800.m8	242 bis unter 258 TK
8-800.gh	40 bis unter 46 TK	8-800.m9	258 bis unter 274 TK
8-800.gj	46 bis unter 52 TK	8-800.ma	274 bis unter 294 TK
8-800.gk	52 bis unter 58 TK	8-800.mb	294 bis unter 314 TK
8-800.gm	58 bis unter 64 TK	8-800.mc	314 bis unter 334 TK
8-800.gn	64 bis unter 70 TK	8-800.md	334 bis unter 354 TK
8-800.gp	70 bis unter 78 TK	8-800.me	354 bis unter 374 TK
8-800.gq	78 bis unter 86 TK	8-800.mf	374 oder mehr TK
8-800.gr	86 bis unter 94 TK		
8-800.h-/n-	**Pathogeninaktiviertes Thrombozytenkonzentrat**		
	OPS-Kodes und Stufen analog zu normalem Pool-TK		
8-800.f-	**Apherese-Thrombozytenkonzentrat**		
8-800.f0	1 TK	Kindersplitt! Nur abrechenbar für Patienten < 15 Jahre	
8-800.f1	2 TK	8-800.fr	86 bis unter 94 TK
8-800.f2	3 TK	8-800.fs	94 bis unter 102 TK
8-800.f3	4 TK	8-800.ft	102 bis unter 110 TK
8-800.f4	5 TK	8-800.fu	110 bis unter 118 TK
8-800.f5	6 bis unter 8 TK	8-800.fv	118 bis unter 126 TK
8-800.f6	8 bis unter 10 TK	8-800.fz	126 bis unter 134 TK
8-800.f7	10 bis unter 12 TK	8-800.k0	134 bis unter 146 TK
8-800.f8	12 bis unter 14 TK	8-800.k1	146 bis unter 158 TK
8-800.f9	14 bis unter 16 TK	8-800.k2	158 bis unter 170 TK
8-800.fa	16 bis unter 18 TK	8-800.k3	170 bis unter 182 TK
8-800.fb	18 bis unter 20 TK	8-800.k4	182 bis unter 194 TK
8-800.fc	20 bis unter 24 TK	8-800.k5	194 bis unter 210 TK
8-800.fd	24 bis unter 28 TK	8-800.k6	210 bis unter 226 TK
8-800.fe	28 bis unter 32 TK	8-800.k7	226 bis unter 242 TK
8-800.ff	32 bis unter 36 TK	8-800.k8	242 bis unter 258 TK
8-800.fg	36 bis unter 40 TK	8-800.k9	258 bis unter 274 TK

8-800.fh	40 bis unter 46 TK	8-800.ka	274 bis unter 294 TK
8-800.fj	46 bis unter 52 TK	8-800.kb	294 bis unter 314 TK
8-800.fk	52 bis unter 58 TK	8-800.kc	314 bis unter 334 TK
8-800.fm	58 bis unter 64 TK	8-800.kd	334 bis unter 354 TK
8-800.fn	64 bis unter 70 TK	8-800.ke	354 bis unter 374 TK
8-800.fp	70 bis unter 78 TK	8-800.kf	374 oder mehr
8-800.fq	78 bis unter 86 TK		

8-800.d-/i-	**Pathogeninaktiviertes Apherese-Thrombozytenkonzentrat**
	OPS-Kodes und Stufen analog zu normalem Apherese-TK
8-800.6-	**THK, patientenbezogen HLA-kompatibel** Bei Gabe von THKs, die wegen (V. a.) HLA- und andere(n) AK spezifisch für den Patienten hergestellt wurden.

8-800.60	Pat-bez TKs 1 TE	8-800.6g	Pat-bez TKs 39–42 TE
8-800.61	Pat-bez TKs 2 TE	8-800.6h	Pat-bez TKs 43–46 TE
8-800.62	Pat-bez TKs 3–4 TE	8-800.6j	Pat-bez TKs 47–50 TE
8-800.63	Pat-bez TKs 5–6 TE	8-800.6k	Pat-bez TKs 51–54 TE
8-800.64	Pat-bez TKs 7–8 TE	8-800.6m	Pat-bez TKs 55–58 TE
8-800.65	Pat-bez TKs 9–10 TE	8-800.6n	Pat-bez TKs 59–62 TE
8-800.66	Pat-bez TKs 11–12 TE	8-800.6p	Pat-bez TKs 63–66 TE
8-800.67	Pat-bez TKs 13–14 TE	8-800.6q	Pat-bez TKs 67–70 TE
8-800.68	Pat-bez TKs 15–16 TE	8-800.6s	Pat-bez TKs 71–78 TE
8-800.69	Pat-bez TKs 17–18 TE	8-800.6t	Pat-bez TKs 79–86 TE
8-800.6a	Pat-bez TKs 19–22 TE	8-800.6u	Pat-bez TKs 87–94 TE
8-800.6b	Pat-bez TKs 23–26 TE	8-800.6v	Pat-bez TKs 95–102 TE
8-800.6c	Pat-bez TKs 27–30 TE	8-800.6w	Pat-bez TKs 103–110 TE
8-800.6d	Pat-bez TKs 31–34 TE	8-800.6z	Pat-bez TKs 111 oder mehr TE
8-800.6e	Pat-bez TKs 35–38 TE		

Transfusion von Plasma und Plasmabestandteilen (Auswahl)

Diese Tabelle stellt nur eine Auswahl der wichtigsten Präparate dar. Weitere Faktorenkonzentrate und Plasmaprodukte siehe OPS-Katalog.

8.812	Transfusion von Plasma und anderen Plasmabestandteilen und gentechnisch hergestellten Plasmaproteinen (Auswahl)		
8-812.6	**Normales Plasma**		
8-812.60	1 TE bis unter 6 TE	8-812.63	21 TE bis unter 31 TE
8-812.61	6 TE bis unter 11 TE	8-812.64	31 TE oder mehr
8-812.62	11 TE bis unter 21 TE		
8-812.7-	**Kryodepletiertes Plasma**		
8-812.70	1 TE bis unter 6 TE	8-812.73	21 TE bis unter 31 TE
8-812.71	6 TE bis unter 11 TE	8-812.74	31 TE oder mehr
8-812.72	11 TE bis unter 21 TE		
8-812.8-	**Pathogeninaktiviertes Plasma**		
8-812.80	1 TE bis unter 6 TE	8-812.83	21 TE bis unter 31 TE
8-812.81	6 TE bis unter 11 TE	8-812.84	31 TE oder mehr
8-812.82	11 TE bis unter 21 TE		
8-812.9-	Humanes Protein C, parenteral	14 Dosisstufen von unter 1.000 IE bis 70.000 IE oder mehr	
8-812.5	**Prothrombinkomplex-Gabe**	**PPSB u.ä.** **ZE30 oder ZE2020-97**	
8-812.50	500 bis unter 1.500 IE	nur im ZE2020-97 abrechenbar	

8-812.51	1.500 bis unter 2.500 IE	nur im ZE2020-97 abrechenbar	
8-812.52	2.500 bis unter 3.500 IE	nur im ZE2020-97 abrechenbar	
8-812.53	3.500 bis unter 4.500 IE	8-812.5c	20.500 bis unter 25.500 IE
8-812.54	4.500 bis unter 5.500 IE	8-812.5d	25.500 bis unter 30.500 IE
8-812.55	5.500 bis unter 6.500 IE	8-812.5f	30.500 IE bis unter 40.500 IE
8-812.56	6.500 bis unter 7.500 IE	8-812.5g	40.500 IE bis unter 50.500 IE
8-812.57	7.500 bis unter 8.500 IE	8-812.5h	50.500 IE bis unter 60.500 IE
8-812.58	8.500 bis unter 9.500 IE	8-812.5j	60.500 IE bis unter 80.500 IE
8-812.59	9.500 bis unter 10.500 IE	8-812.5k	80.500 IE bis unter 100.500 IE
8-812.5a	10.500 bis unter 15.500 IE	8-812.5m	100.500 IE bis unter 120.500 IE
8-812.5b	15.500 bis unter 20.500 IE	8-812.5n	120.500 IE bis unter 140.500 IE
8-812.5p	140.500 IE bis unter 160.500 IE	8-812.5q	160.500 IE bis unter 200.500 IE
8-812.5r	200.500 IE oder mehr		
8-810.g	**AT III-Gabe**	ZE47	
	bis unter 2.000 IE	nicht kodierbar	

Code	Dosis	Code	Dosis
8-810.g1	2.000 bis unter 3.500 IE		
8-810.g2	3.500 bis unter 5.000 IE	nur bei Patienten < 15 Jahren kodierbar	
8-810.g3	5.000 bis unter 7.000 IE		
8-810.g4	7.000 bis unter 10.000 IE	8-810.gc	50.000 bis unter 60.000 IE
8-810.g5	10.000 bis unter 15.000 IE	8-810.gd	60.000 bis unter 70.000 IE
8-810.g6	15.000 bis unter 20.000 IE	8-810.ge	70.000 bis unter 90.000 IE
8-810.g7	20.000 bis unter 25.000 IE	8-810.gf	90.000 bis unter 110.000 IE
8-810.g8	25.000 bis unter 30.000 IE	8-810.gg	110.000 bis unter 130.000 IE
8-810.ga	30.000 IE bis unter 40.000 IE	8-810.gh	130.000 bis unter 150.000 IE
8-810.gb	40.000 bis unter 50.000 IE	8-810.gj	150.000 IE oder mehr
8-810.h	**C1-Esteraseinhibitor**		
8-810.h3	500 bis unter 1.000 IE	8-810.h9	4.000 bis unter 5.000 IE
8-810.h4	1.000 bis unter 1.500 IE	8-810.ha	5.000 bis unter 6.000 IE
8-810.h5	1.500 bis unter 2.000 IE	8-810.hb	6.000 bis unter 7.000 IE
8-810.h6	2.000 bis unter 2.500 IE	8-810.hc	7.000 bis unter 9.000 IE
8-810.h7	2.500 bis unter 3.000 IE	8-810.hd	9.000 bis unter 11.000 IE
8-810.h8	3.000 bis unter 4.000 IE	8-810.he	11.000 IE oder mehr

8-810.j-	Fibrinogen-Gabe		
8-810.j3	bis unter 1,0 g		
8-810.j4	1,0 g bis unter 2,0 g	8-810.jh	20,0 g bis unter 25,0 g
8-810.j5	2,0 g bis unter 3,0 g	8-810.jj	25,0 g bis unter 30,0 g
8-810.j6	3,0 g bis unter 4,0 g	8-810.jk	30,0 g bis unter 35,0 g
8-810.j7	4,0 g bis unter 5,0 g	8-810.jm	35,0 g bis unter 40,0 g
8-810.j8	5,0 g bis unter 6,0 g	8-810.jn	40,0 g bis unter 50,0 g
8-810.j9	6,0 g bis unter 7,0 g	8-810.jp	50,0 g bis unter 60,0 g
8-810.ja	7,0 g bis unter 8,0 g	8-810.jq	60,0 g bis unter 70,0 g
8-810.jb	8,0 g bis unter 9,0 g	8-810.jr	70,0 g bis unter 80,0 g
8-810.jc	9,0 g bis unter 10,0 g	8-810.js	80,0 g bis unter 90,0 g
8-810.jd	10,0 g bis unter 12,5 g	8-810.jt	90,0 g bis unter 100,0 g
8-810.je	12,5 g bis unter 15,0 g	8-810.jv	100,0 g bis unter 120,0 g
8-810.jf	15,0 g bis unter 17,5 g	8-810.jw	120,0 g bis unter 160,0 g
8-810.jg	17,5 g bis unter 20,0 g	8-810.jz	160,0 g oder mehr
8-810.w	Gabe von Human-Immunglobulinen, polyvalent		
	bis unter 2,5 g	nicht kodierbar	
8-810.w0	2,5 bis unter 5 g	nur bei Patienten < 15 Jahren kodierbar	

Code	Range	Code	Range
8-810.w1	5 bis unter 10 g	nur bei Patienten < 15 Jahren kodierbar	
8-810.w2	10 bis unter 15 g		
8-810.w3	15 bis unter 25 g		
8-810.w4	25 bis unter 35 g	8-810.wg	205 bis unter 225 g
8-810.w5	35 bis unter 45 g	8-810.wh	225 bis unter 245 g
8-810.w6	45 bis unter 55 g	8-810.wj	245 bis unter 285 g
8-810.w7	55 bis unter 65 g	8-810.wk	285 bis unter 325 g
8-810.w8	65 bis unter 75 g	8-810.wm	325 bis unter 365 g
8-810.w9	75 bis unter 85 g	8-810.wn	365 bis unter 445 g
8-810.wa	85 bis unter 105 g	8-810.wp	445 bis unter 525 g
8-810.wb	105 bis unter 125 g	8-810.wq	525 bis unter 605 g
8-810.wc	125 bis unter 145 g	8-810.wr	605 bis unter 685 g
8-810.wd	145 bis unter 165 g	8-810.ws	685 bis unter 765 g
8-810.we	165 bis unter 185 g	8-810.wt	765 bis unter 845 g
8-810.wf	185 bis unter 205 g	8-810.wu	845 g oder mehr
8-810.6-	**Rekombinanter aktivierter Faktor VII**		
8-810.63	bis unter 25 kIE	8-810.6f	3.000 kIE bis unter 4.000 kIE
8-810.64	25 kIE bis unter 50 kIE	8-810.6g	4.000 kIE bis unter 5.000 kIE
8-810.65	50 kIE bis unter 100 kIE	8-810.6h	5.000 kIE bis unter 6.000 kIE
8-810.66	100 kIE bis unter 200 kIE	8-810.6j	6.000 kIE bis unter 7.000 kIE
8-810.67	200 kIE bis unter 300 kIE	8-810.6k	7.000 kIE bis unter 8.000 kIE
8-810.68	300 kIE bis unter 400 kIE	8-810.6m	8.000 kIE bis unter 9.000 kIE
8-810.69	400 kIE bis unter 500 kIE	8-810.6n	9.000 kIE bis unter 10.000 kIE

8-810.6a	500 kIE bis unter 1.000 kIE	8-810.6p	10.000 kIE bis unter 15.000 kIE
8-810.6b	1.000 kIE bis unter 1.500 kIE	8-810.6q	15.000 kIE bis unter 20.000 kIE
8-810.6c	1.500 kIE bis unter 2.000 kIE	8-810.6r	20.000 kIE bis unter 25.000 kIE
8-810.6d	2.000 kIE bis unter 2.500 kIE	8-810.6s	25.000 kIE bis unter 30.000 kIE
8-810.6e	2.500 kIE bis unter 3.000 kIE	8-810.6u	30.000 kIE bis unter 40.000 kIE
8-810.6v	40.000 kIE bis unter 50.000 kIE	8-810.6w	50.000 kIE bis unter 70.000 kIE
8-810.6z	70.000 kIE oder mehr		
8-810.7-	**Plasmatischer Faktor VII**		
8-810.73	bis unter 500 Einheiten	8-810.7e	8.000 bis unter 9.000 Einheiten
8-810.74	500 bis unter 1.000 Einheiten	8-810.7f	9.000 bis unter 10.000 Einheiten
8-810.75	1.000 bis unter 1.500 Einheiten	8-810.7g	10.000 bis unter 15.000 Einheiten
8-810.76	1.500 bis unter 2.000 Einheiten	8-810.7h	15.000 bis unter 20.000 Einheiten
8-810.77	2.000 bis unter 2.500 Einheiten	8-810.7j	20.000 bis unter 25.000 Einheiten
8-810.78	2.500 bis unter 3.000 Einheiten	8-810.7k	25.000 bis unter 30.000 Einheiten
8-810.79	3.000 bis unter 4.000 Einheiten	8-810.7n	30.000 bis unter 40.000 Einheiten
8-810.7a	4.000 bis unter 5.000 Einheiten	8-810.7p	40.000 bis unter 50.000 Einheiten
8-810.7b	5.000 bis unter 6.000 Einheiten	8-810.7q	50.000 bis unter 70.000 Einheiten

8-810.7c	6.000 bis unter 7.000 Einheiten	8-810.7r	70.000 Einheiten oder mehr
8-810.7d	7.000 bis unter 8.000 Einheiten		
8-810.8-	**Rekombinanter Faktor VIII**		
8-810.83	bis unter 500 Einheiten	8-810.8g	40.000 bis unter 45.000 Einheiten
8-810.84	500 bis unter 1.000 Einheiten	8-810.8h	45.000 bis unter 50.000 Einheiten
8-810.85	1.000 bis unter 2.000 Einheiten	8-810.8j	50.000 bis unter 60.000 Einheiten
8-810.86	2.000 bis unter 3.000 Einheiten	8-810.8k	60.000 bis unter 70.000 Einheiten
8-810.87	3.000 bis unter 4.000 Einheiten	8-810.8m	70.000 bis unter 80.000 Einheiten
8-810.88	4.000 bis unter 5.000 Einheiten	8-810.8n	80.000 bis unter 90.000 Einheiten
8-810.89	5.000 bis unter 10.000 Einheiten	8-810.8p	90.000 bis unter 100.000 Einheiten
8-810.8a	10.000 bis unter 15.000 Einheiten	8-810.8r	100.000 bis unter 120.000 Einheiten
8-810.8b	15.000 bis unter 20.000 Einheiten	8-810.8s	120.000 bis unter 140.000 Einheiten
8-810.8c	20.000 bis unter 25.000 Einheiten	8-810.8t	140.000 bis unter 160.000 Einheiten
8-810.8d	25.000 bis unter 30.000 Einheiten	8-810.8u	160.000 bis unter 200.000 Einheiten
8-810.8e	30.000 bis unter 35.000 Einheiten	8-810.8v	200.000 bis unter 240.000 Einheiten
8-810.8f	35.000 bis unter 40.000 Einheiten	8-810.8w	240.000 bis unter 280.000 Einheiten
8-810.8z	280.000 Einheiten oder mehr		

8-810.9-	Plasmatischer Faktor VIII		
8-810.93	bis unter 500 Einheiten	8-810.9h	45.000 bis unter 50.000 Einheiten
8-810.94	500 bis unter 1.000 Einheiten	8-810.9j	50.000 bis unter 60.000 Einheiten
8-810.95	1.000 bis unter 2.000 Einheiten	8-810.9k	60.000 bis unter 70.000 Einheiten
8-810.96	2.000 bis unter 3.000 Einheiten	8-810.9m	70.000 bis unter 80.000 Einheiten
8-810.97	3.000 bis unter 4.000 Einheiten	8-810.9n	80.000 bis unter 90.000 Einheiten
8-810.98	4.000 bis unter 5.000 Einheiten	8-810.9p	90.000 bis unter 100.000 Einheiten
8-810.99	5.000 bis unter 10.000 Einheiten	8-810.9r	100.000 bis unter 120.000 Einheiten
8-810.9a	10.000 bis unter 15.000 Einheiten	8-810.9s	120.000 bis unter 140.000 Einheiten
8-810.9b	15.000 bis unter 20.000 Einheiten	8-810.9t	140.000 bis unter 160.000 Einheiten
8-810.9c	20.000 bis unter 25.000 Einheiten	8-810.9u	160.000 bis unter 200.000 Einheiten
8-810.9d	25.000 bis unter 30.000 Einheiten	8-810.9v	200.000 bis unter 240.000 Einheiten
8-810.9e	30.000 bis unter 35.000 Einheiten	8-810.9w	240.000 bis unter 280.000 Einheiten
8-810.9f	35.000 bis unter 40.000 Einheiten	8-810.9z	280.000 Einheiten oder mehr
8-810.9g	40.000 bis unter 45.000 Einheiten		
8-810.a-	**Rekombinanter Faktor IX**		
8-810.a3	bis unter 500 Einheiten	8-810.a5	1.000 bis unter 2.000 Einheiten
8-810.a4	500 bis unter 1.000 Einheiten	8-810.a6	2.000 bis unter 3.000 Einheiten

8-810.a7	3.000 bis unter 4.000 Einheiten	8-810.ak	60.000 bis unter 70.000 Einheiten
8-810.a8	4.000 bis unter 5.000 Einheiten	8-810.am	70.000 bis unter 80.000 Einheiten
8-810.a9	5.000 bis unter 10.000 Einheiten	8-810.an	80.000 bis unter 90.000 Einheiten
8-810.aa	10.000 bis unter 15.000 Einheiten	8-810.ap	90.000 bis unter 100.000 Einheiten
8-810.ab	15.000 bis unter 20.000 Einheiten	8-810.ar	100.000 bis unter 120.000 Einheiten
8-810.ac	20.000 bis unter 25.000 Einheiten	8-810.as	120.000 bis unter 140.000 Einheiten
8-810.ad	25.000 bis unter 30.000 Einheiten	8-810.at	140.000 bis unter 160.000 Einheiten
8-810.ae	30.000 bis unter 35.000 Einheiten	8-810.au	160.000 bis unter 200.000 Einheiten
8-810.af	35.000 bis unter 40.000 Einheiten	8-810.av	200.000 bis unter 240.000 Einheiten
8-810.ag	40.000 bis unter 45.000 Einheiten	8-810.aw	240.000 bis unter 280.000 Einheiten
8-810.ah	45.000 bis unter 50.000 Einheiten	8-810.az	280.000 Einheiten oder mehr
8-810.aj	50.000 bis unter 60.000 Einheiten		
8-810.b-	**Plasmatischer Faktor IX**		
8-810.b3	bis unter 500 Einheiten	8-810.b8	4.000 bis unter 5.000 Einheiten
8-810.b4	500 bis unter 1.000 Einheiten	8-810.b9	5.000 bis unter 10.000 Einheiten
8-810.b5	1.000 bis unter 2.000 Einheiten	8-810.ba	10.000 bis unter 15.000 Einheiten
8-810.b6	2.000 bis unter 3.000 Einheiten	8-810.bb	15.000 bis unter 20.000 Einheiten

8-810.b7	3.000 bis unter 4.000 Einheiten	8-810.bc	20.000 bis unter 25.000 Einheiten
8-810.bd	25.000 bis unter 30.000 Einheiten	8-810.bp	90.000 bis unter 100.000 Einheiten
8-810.be	30.000 bis unter 35.000 Einheiten	8-810.br	100.000 bis unter 120.000 Einheiten
8-810.bf	35.000 bis unter 40.000 Einheiten	8-810.bs	120.000 bis unter 140.000 Einheiten
8-810.bg	40.000 bis unter 45.000 Einheiten	8-810.bt	140.000 bis unter 160.000 Einheiten
8-810.bh	45.000 bis unter 50.000 Einheiten	8-810.bu	160.000 bis unter 200.000 Einheiten
8-810.bj	50.000 bis unter 60.000 Einheiten	8-810.bv	200.000 bis unter 240.000 Einheiten
8-810.bk	60.000 bis unter 70.000 Einheiten	8-810.bw	240.000 bis unter 280.000 Einheiten
8-810.bm	70.000 bis unter 80.000 Einheiten	8-810.bz	280.000 Einheiten oder mehr
8-810.bn	80.000 bis unter 90.000 Einheiten		
8-810.c-	**FEIBA - Prothrombinkomplex mit Faktor-VIII-Inhibitor-Bypass-Aktivität**		
8-810.c3	bis unter 500 Einheiten	8-810.ch	45.000 bis unter 50.000 Einheiten
8-810.c4	500 bis unter 1.000 Einheiten	8-810.cj	50.000 bis unter 60.000 Einheiten
8-810.c5	1.000 bis unter 2.000 Einheiten	8-810.ck	60.000 bis unter 70.000 Einheiten
8-810.c6	2.000 bis unter 3.000 Einheiten	8-810.cm	70.000 bis unter 80.000 Einheiten
8-810.c7	3.000 bis unter 4.000 Einheiten	8-810.cn	80.000 bis unter 90.000 Einheiten
8-810.c8	4.000 bis unter 5.000 Einheiten	8-810.cp	90.000 bis unter 100.000 Einheiten

8-810.c9	5.000 bis unter 10.000 Einheiten	8-810.cr	100.000 bis unter 120.000 Einheiten
8-810.ca	10.000 bis unter 15.000 Einheiten	8-810.cs	120.000 bis unter 140.000 Einheiten
8-810.cb	15.000 bis unter 20.000 Einheiten	8-810.ct	140.000 bis unter 160.000 Einheiten
8-810.cc	20.000 bis unter 25.000 Einheiten	8-810.cu	160.000 bis unter 200.000 Einheiten
8-810.cd	25.000 bis unter 30.000 Einheiten	8-810.cv	200.000 bis unter 240.000 Einheiten
8-810.ce	30.000 bis unter 35.000 Einheiten	8-810.cw	240.000 bis unter 280.000 Einheiten
8-810.cf	35.000 bis unter 40.000 Einheiten	8-810.cz	280.000 Einheiten oder mehr
8-810.cg	40.000 bis unter 45.000 Einheiten		
8-810.d-	**Von-Willebrand-Faktor**		
8-810.d3	bis unter 500 Einheiten	8-810.dh	45.000 bis unter 50.000 Einheiten
8-810.d4	500 bis unter 1.000 Einheiten	8-810.dj	50.000 bis unter 60.000 Einheiten
8-810.d5	1.000 bis unter 2.000 Einheiten	8-810.dk	60.000 bis unter 70.000 Einheiten
8-810.d6	2.000 bis unter 3.000 Einheiten	8-810.dm	70.000 bis unter 80.000 Einheiten
8-810.d7	3.000 bis unter 4.000 Einheiten	8-810.dn	80.000 bis unter 90.000 Einheiten
8-810.d8	4.000 bis unter 5.000 Einheiten	8-810.dp	90.000 bis unter 100.000 Einheiten
8-810.d9	5.000 bis unter 10.000 Einheiten	8-810.dr	100.000 bis unter 120.000 Einheiten
8-810.da	10.000 bis unter 15.000 Einheiten	8-810.ds	120.000 bis unter 140.000 Einheiten

8-810.db	15.000 bis unter 20.000 Einheiten	8-810.dt	140.000 bis unter 160.000 Einheiten
8-810.dc	20.000 bis unter 25.000 Einheiten	8-810.du	160.000 bis unter 200.000 Einheiten
8-810.dd	25.000 bis unter 30.000 Einheiten	8-810.dv	200.000 bis unter 240.000 Einheiten
8-810.de	30.000 bis unter 35.000 Einheiten	8-810.dw	240.000 bis unter 280.000 Einheiten
8-810.df	35.000 bis unter 40.000 Einheiten	8-810.dz	280.000 Einheiten oder mehr
8-810.dg	40.000 bis unter 45.000 Einheiten		
8-810.e-	**Faktor XIII**		
8-810.e5	unter 250 Einheiten	8-810.ej	35.000 bis unter 40.000 Einheiten
8-810.e6	250 bis unter 500 Einheiten	8-810.ek	40.000 bis unter 45.000 Einheiten
8-810.e7	500 bis unter 1.000 Einheiten	8-810.em	45.000 bis unter 50.000 Einheiten
8-810.e8	1.000 bis unter 2.000 Einheiten	8-810.en	50.000 bis unter 60.000 Einheiten
8-810.e9	2.000 bis unter 3.000 Einheiten	8-810.ep	60.000 bis unter 70.000 Einheiten
8-810.ea	3.000 bis unter 4.000 Einheiten	8-810.eq	70.000 bis unter 80.000 Einheiten
8-810.eb	4.000 bis unter 5.000 Einheiten	8-810.er	80.000 bis unter 90.000 Einheiten
8-810.ec	5.000 bis unter 10.000 Einheiten	8-810.es	90.000 bis unter 100.000 Einheiten
8-810.ed	10.000 bis unter 15.000 Einheiten	8-810.et	100.000 bis unter 120.000 Einheiten
8-810.ee	15.000 bis unter 20.000 Einheiten	8-810.ev	120.000 bis unter 140.000 Einheiten

8-810.ef	20.000 bis unter 25.000 Einheiten	8-810.ew	140.000 bis unter 180.000 Einheiten
8-810.eg	25.000 bis unter 30.000 Einheiten	8-810.ez	180.000 Einheiten oder mehr
8-810.eh	30.000 bis unter 35.000 Einheiten		
8-812.4	**Plasmatischer Faktor X**		
8-812.a0	bis unter 500 Einheiten	8-812.ab	30.000 bis unter 35.000 Einheiten
8-812.a1	500 bis unter 1.000 Einheiten	8-812.ac	35.000 bis unter 40.000 Einheiten
8-812.a2	1.000 bis unter 2.000 Einheiten	8-812.ad	40.000 bis unter 45.000 Einheiten
8-812.a3	2.000 bis unter 3.000 Einheiten	8-812.ae	45.000 bis unter 50.000 Einheiten
8-812.a4	3.000 bis unter 4.000 Einheiten	8-812.af	50.000 bis unter 60.000 Einheiten
8-812.a5	4.000 bis unter 5.000 Einheiten	8-812.ag	60.000 bis unter 70.000 Einheiten
8-812.a6	5.000 bis unter 10.000 Einheiten	8-812.ah	70.000 bis unter 80.000 Einheiten
8-812.a7	10.000 bis unter 15.000 Einheiten	8-812.aj	80.000 bis unter 90.000 Einheiten
8-812.a8	15.000 bis unter 20.000 Einheiten	8-812.ak	90.000 bis unter 100.000 Einheiten
8-812.a9	20.000 bis unter 25.000 Einheiten	8-812.am	100.000 Einheiten oder mehr
8-812.aa	25.000 bis unter 30.000 Einheiten		
8-812.b	Faktor XI	Keine Dosisstufen	

Zusatzentgeltfähige Medikamente
Antimykotika

ZE	Bezeichnung	Nummer	OPS	OPS-Text
ZE2020-123	Gabe von Caspofungin, parenteral		6-002.p0	35 mg bis unter 65 mg (nur Kinder < 5 Jahre!)
			6-002.p1	65 mg bis unter 100 mg
			6-002.p2	100 mg bis unter 150 mg
			6-002.p3	150 mg bis unter 200 mg
			6-002.p4	200 mg bis unter 250 mg
			6-002.p5	250 mg bis unter 300 mg
			6-002.p6	300 mg bis unter 350 mg
			6-002.p7	350 mg bis unter 400 mg
			6-002.p8	400 mg bis unter 450 mg
			6-002.p9	450 mg bis unter 500 mg
			6-002.pa	500 mg bis unter 600 mg
			6-002.pb	600 mg bis unter 700 mg
			6-002.pc	700 mg bis unter 800 mg
			6-002.pd	800 mg bis unter 900 mg
			6-002.pe	900 mg bis unter 1.000 mg
			6-002.pf	1.000 mg bis unter 1.200 mg
			6-002.pg	1.200 mg bis unter 1.400 mg
			6-002.ph	1.400 mg bis unter 1.600 mg
			6-002.pj	1.600 mg bis unter 2.000 mg
			6-002.pk	2.000 mg bis unter 2.400 mg
			6-002.pm	2.400 mg bis unter 2.800 mg
			6-002.pn	2.800 mg bis unter 3.600 mg
			6-002.pp	3.600 mg bis unter 4.400 mg
			6-002.pq	4.400 mg bis unter 5.200 mg
			6-002.pr	5.200 mg bis unter 6.000 mg
			6-002.ps	6.000 mg bis unter 6.800 mg
			6-002.pt	6.800 mg bis unter 7.600 mg
			6-002.pu	7.600 mg bis unter 8.400 mg
			6-002.pv	8.400 mg oder mehr

ZE	Bezeichnung	Nummer	OPS	OPS-Text
ZE110	Gabe von Liposomalem Amphotericin B, parenteral	ZE110.01	6-002.q0	100 mg bis unter 175 mg (nur Kinder < 3 Jahre!)
		ZE110.02	6-002.q1	175 mg bis unter 250 mg (nur Kinder < 3 Jahre!)
		ZE110.03	6-002.q2	250 mg bis unter 350 mg
		ZE110.04	6-002.q3	350 mg bis unter 450 mg
		ZE110.05	6-002.q4	450 mg bis unter 550 mg
		ZE110.06	6-002.q5	550 mg bis unter 650 mg
		ZE110.07	6-002.q6	650 mg bis unter 750 mg
		ZE110.08	6-002.q7	750 mg bis unter 850 mg
		ZE110.09	6-002.q8	850 mg bis unter 950 mg
		ZE110.10	6-002.q9	950 mg bis unter 1.150 mg
		ZE110.11	6-002.qa	1.150 mg bis unter 1.350 mg
		ZE110.12	6-002.qb	1.350 mg bis unter 1.550 mg
		ZE110.13	6-002.qc	1.550 mg bis unter 1.750 mg
		ZE110.14	6-002.qd	1.750 mg bis unter 1.950 mg
		ZE110.15	6-002.qe	1.950 mg bis unter 2.150 mg
		ZE110.16	6-002.qf	2.150 mg bis unter 3.150 mg
		ZE110.17	6-002.qg	3.150 mg bis unter 4.150 mg
		ZE110.18	6-002.qh	4.150 mg bis unter 5.150 mg
		ZE110.19	6-002.qj	5.150 mg bis unter 6.150 mg
		ZE110.20	6-002.qk	6.150 mg bis unter 8.650 mg
		ZE110.21	6-002.qm	8.650 mg bis unter 11.150 mg
		ZE110.22	6-002.qn	11.150 mg bis unter 13.650 mg
		ZE110.23	6-002.qp	13.650 mg bis unter 18.650 mg
		ZE110.24	6-002.qq	18.650 mg bis unter 23.650 mg
		ZE110.25	6-002.qr	23.650 mg bis unter 28.650 mg
		ZE110.26	6-002.qs	28.650 mg bis unter 33.650 mg
		ZE110.27	6-002.qt	33.650 mg bis unter 38.650 mg
		ZE110.28	6-002.qu	38.650 mg bis unter 43.650 mg
		ZE110.29	6-002.qv	43.650 mg oder mehr

ZE	Bezeichnung	Nummer	OPS	OPS-Text
ZE2020-124	Gabe von Voriconazol, oral		6-002.50	1,00 g bis unter 1,75 g (nur Kinder < 15 Jahre!)
			6-002.51	1,75 g bis unter 2,50 g (nur Kinder < 15 Jahre!)
			6-002.52	2,50 g bis unter 3,50 g
			6-002.53	3,50 g bis unter 4,50 g
			6-002.54	4,50 g bis unter 6,50 g
			6-002.55	6,50 g bis unter 8,50 g
			6-002.56	8,50 g bis unter 10,50 g
			6-002.57	10,50 g bis unter 15,50 g
			6-002.58	15,50 g bis unter 20,50 g
			6-002.59	20,50 g bis unter 25,50 g
			6-002.5a	25,50 g bis unter 30,50 g
			6-002.5c	30,50 g bis unter 35,5 g
			6-002.5d	35,50 g bis unter 40,50 g
			6-002.5e	40,50 g bis unter 45,50 g
			6-002.5f	45,50 g oder mehr

ZE	Bezeichnung	Nummer	OPS	OPS-Text
ZE2020-125	Gabe von Voriconazol, parenteral		6-002.r0	0,4 g bis unter 0,6 g nur Kinder < 10 Jahre!
			6-002.r1	0,6 g bis unter 0,8 g nur Kinder < 10 Jahre!
			6-002.r2	0,8 g bis unter 1,2 g
			6-002.r3	1,2 g bis unter 1,6 g
			6-002.r4	1,6 g bis unter 2,0 g
			6-002.r5	2,0 g bis unter 2,4 g
			6-002.r6	2,4 g bis unter 3,2 g
			6-002.r7	3,2 g bis unter 4,0 g
			6-002.r8	4,0 g bis unter 4,8 g
			6-002.r9	4,8 g bis unter 5,6 g
			6-002.ra	5,6 g bis unter 6,4 g
			6-002.rb	6,4 g bis unter 7,2 g
			6-002.rc	7,2 g bis unter 8,8 g
			6-002.rd	8,8 g bis unter 10,4 g
			6-002.re	10,4 g bis unter 12,0 g
			6-002.rf	12,0 g bis unter 13,6 g
			6-002.rg	13,6 g bis unter 16,8 g
			6-002.rh	16,8 g bis unter 20,0 g
			6-002.rj	20,0 g bis unter 23,2 g
			6-002.rk	23,2 g bis unter 26,4 g
			6-002.rm	26,4 g bis unter 32,8 g
			6-002.rn	32,8 g bis unter 39,2 g
			6-002.rp	39,2 g bis unter 45,6 g
			6-002.rq	45,6 g bis unter 52,0 g
			6-002.rr	52,0 g bis unter 64,8 g
			6-002.rs	64,8 g bis unter 77,6 g
			6-002.rt	77,6 g bis unter 90,4 g
			6-002.ru	90,4 g oder mehr

ZE	Bezeichnung	Nummer	OPS	OPS-Text
ZE113	Gabe von Itraconazol, parenteral	ZE113.01	6-002.c0	400 mg bis unter 800 mg (nur Kinder < 10 Jahre!)
		ZE113.02	6-002.c1	800 mg bis unter 1200 mg (nur Kinder < 10 Jahre!)
		ZE113.03	6-002.c2	1200 mg bis unter 1600 mg
		ZE113.04	6-002.c3	1600 mg bis unter 2000 mg
		ZE113.05	6-002.c4	2000 mg bis unter 2400 mg
		ZE113.06	6-002.c5	2400 mg bis unter 2800 mg
		ZE113.07	6-002.c6	2800 mg bis unter 3200 mg
		ZE113.08	6-002.c7	3200 mg bis unter 3600 mg
		ZE113.09	6-002.c8	3600 mg bis unter 4000 mg
		ZE113.10	6-002.c9	4000 mg bis unter 4800 mg
		ZE113.11	6-002.ca	4800 mg bis unter 5600 mg
		ZE113.12	6-002.cb	5600 mg bis unter 6400 mg
		ZE113.13	6-002.cc	6400 mg bis unter 7200 mg
		ZE113.14	6-002.cd	7200 mg bis unter 8000 mg
		ZE113.15	6-002.ce	8000 mg bis unter 8800 mg
		ZE113.16	6-002.cg	8800 mg bis unter 10400 mg
		ZE113.17	6-002.ch	10.400 mg bis unter 12.000 mg
		ZE113.18	6-002.cj	12.000 mg bis unter 13.600 mg
		ZE113.19	6-002.ck	13.600 mg bis unter 16.800 mg
		ZE113.20	6-002.cm	16.800 mg bis unter 20.000 mg
		ZE113.21	6-002.cn	20.000 mg bis unter 23.200 mg
		ZE113.22	6-002.cp	23.200 mg oder mehr

ZE	Bezeichnung	Nummer	OPS	OPS-Text
ZE2020-172	Gabe von Posaconazol, oral, Suspension		6-003.00	1.000 mg bis unter 2.000 mg (nur Kinder < 10 Jahre!)
			6-003.01	2.000 mg bis unter 3.000 mg (nur Kinder < 10 Jahre!)
			6-003.02	3.000 mg bis unter 4.200 mg
			6-003.03	4.200 mg bis unter 5.400 mg
			6-003.04	5.400 mg bis unter 6.600 mg
			6-003.05	6.600 mg bis unter 7.800 mg
			6-003.06	7.800 mg bis unter 9.000 mg
			6-003.07	9.000 mg bis unter 11.400 mg
			6-003.08	11.400 mg bis unter 13.800 mg
			6-003.09	13.800 mg bis unter 16.200 mg
			6-003.0a	16.200 mg bis unter 18.600 mg
			6-003.0b	18.600 mg bis unter 21.000 mg
			6-003.0c	21.000 mg bis unter 25.800 mg
			6-003.0d	25.800 mg bis unter 30.600 mg
			6-003.0e	30.600 mg bis unter 35.400 mg
			6-003.0g	35.400 mg bis unter 40.200 mg
			6-003.0h	40.200 mg bis unter 45.000 mg
			6-003.0j	45.000 mg bis unter 54.600 mg
			6-003.0k	54.600 mg bis unter 64.200 mg
			6-003.0m	64.200 mg bis unter 73.800 mg
			6-003.0n	73.800 mg bis unter 83.400 mg
			6-003.0p	83.400 mg bis unter 93.000 mg
			6-003.0q	93.000 mg oder mehr

ZE	Bezeichnung	Nummer	OPS	OPS-Text
ZE2020-173	Posaconazol, oral, Tabletten		6-007.p0	600 mg bis unter 900 mg (nur Kinder < 10 Jahre!)
			6-007.p1	900 mg bis unter 1.200 mg (nur Kinder < 10 Jahre!)
			6-007.p2	1.200 mg bis unter 1.500 mg (nur Kinder < 10 Jahre!)
			6-007.p3	1.500 mg bis unter 2.100 mg
			6-007.p4	2.100 mg bis unter 2.700 mg
			6-007.p5	2.700 mg bis unter 3.300 mg
			6-007.p6	3.300 mg bis unter 3.900 mg
			6-007.p7	3.900 mg bis unter 4.500 mg
			6-007.p8	4.500 mg bis unter 5.700 mg
			6-007.p9	5.700 mg bis unter 6.900 mg
			6-007.pa	6.900 mg bis unter 8.100 mg
			6-007.pb	8.100 mg bis unter 9.300 mg
			6-007.pc	9.300 mg bis unter 10.500 mg
			6-007.pd	10.500 mg bis unter 12.900 mg
			6-007.pe	12.900 mg bis unter 15.300 mg
			6-007.pf	15.300 mg bis unter 17.700 mg
			6-007.pg	17.700 mg bis unter 20.100 mg
			6-007.ph	20.100 mg bis unter 22.500 mg
			6-007.pj	22.500 mg bis unter 27.300 mg
			6-007.pk	27.300 mg bis unter 32.100 mg
			6-007.pm	32.100 mg bis unter 36.900 mg
			6-007.pn	36.900 mg bis unter 41.700 mg
			6-007.pp	41.700 mg bis unter 46.500 mg
			6-007.pq	46.500 mg oder mehr

ZE	Bezeichnung	Nummer	OPS	OPS-Text
ZE2020-154	Anidulafungin, parenteral		6-003.k0	75 mg bis unter 125 mg (nur für Kinder unter 15 Jahren)
			6-003.k1	125 mg bis unter 200 mg (nur für Kinder unter 15 Jahren)
			6-003.k2	200 mg bis unter 300 mg
			6-003.k3	300 mg bis unter 400 mg
			6-003.k4	400 mg bis unter 500 mg
			6-003.k5	500 mg bis unter 600 mg
			6-003.k6	600 mg bis unter 700 mg
			6-003.k7	700 mg bis unter 800 mg
			6-003.k8	800 mg bis unter 900 mg
			6-003.ka	1.000 mg bis unter 1.200 mg
			6-003.kb	1.200 mg bis unter 1.400 mg
			6-003.kc	1.400 mg bis unter 1.600 mg
			6-003.kd	1.600 mg bis unter 1.800 mg
			6-003.ke	1.800 mg bis unter 2.000 mg
			6-003.kf	2.000 mg bis unter 2.400 mg
			6-003.kg	2.400 mg bis unter 2.800 mg
			6-003.kh	2.800 mg bis unter 3.200 mg
			6-003.kj	3.200 mg bis unter 4.000 mg
			6-003.kk	4.000 mg bis unter 4.800 mg
			6-003.km	4.800 mg bis unter 5.600 mg
			6-003.kn	5.600 mg bis unter 6.400 mg
			6-003.kp	6.400 mg bis unter 8.000 mg
			6-003.kq	8.000 mg bis unter 9.600 mg
			6-003.kr	9.600 mg bis unter 11.200 mg
			6-003.ks	11.200 mg bis unter 12.800 mg
			6-003.kt	12.800 mg oder mehr

ZE	Bezeichnung	Nummer	OPS	OPS-Text
ZE128	Gabe von Micafungin, parenteral	ZE128.01	6-004.50	75 mg bis unter 150 mg (nur für Kinder unter 15 Jahren)
		ZE128.02	6-004.51	150 mg bis unter 250 mg
		ZE128.03	6-004.52	250 mg bis unter 350 mg
		ZE128.04	6-004.53	350 mg bis unter 450 mg
		ZE128.05	6-004.54	450 mg bis unter 550 mg
		ZE128.06	6-004.55	550 mg bis unter 650 mg
		ZE128.07	6-004.56	650 mg bis unter 750 mg
		ZE128.08	6-004.57	750 mg bis unter 850 mg
		ZE128.09	6-004.58	850 mg bis unter 950 mg
		ZE128.10	6-004.59	950 mg bis unter 1.150 mg
		ZE128.11	6-004.5a	1.150 mg bis unter 1.350 mg
		ZE128.12	6-004.5b	1.350 mg bis unter 1.550 mg
		ZE128.13	6-004.5c	1.550 mg bis unter 1.950 mg
		ZE128.14	6-004.5d	1.950 mg bis unter 2.350 mg
		ZE128.15	6-004.5e	2.350 mg bis unter 2.750 mg
		ZE128.16	6-004.5f	2.750 mg bis unter 3.150 mg
		ZE128.17	6-004.5g	3.150 mg bis unter 3.950 mg
		ZE128.18	6-004.5h	3.950 mg bis unter 4.750 mg
		ZE128.19	6-004.5j	4.750 mg bis unter 5.550 mg
		ZE128.20	6-004.5k	5.550 mg bis unter 6.350 mg
		ZE128.21	6-004.5m	6.350 mg bis unter 7.950 mg
		ZE128.22	6-004.5n	7.950 mg bis unter 9.550 mg
		ZE128.23	6-004.5p	9.550 mg bis unter 11.150 mg
		ZE128.24	6-004.5q	11.150 mg bis unter 12.750 mg
		ZE128.25	6-004.5r	12.750 mg bis unter 14.350 mg
		ZE128.26	6-004.5s	14.350 mg bis unter 15.950 mg
		ZE128.27	6-004.5t	15.950 mg bis unter 17.550 mg
		ZE128.28	6-004.5u	17.550 mg oder mehr

ZE	Bezeichnung	Nummer	OPS	OPS-Text
ZE2020-80	Gabe von Amphotericin-B-Lipidkomplex, parenteral		6-003.10	200 mg bis unter 400 mg (nur für Kinder unter 15 Jahren)
			6-003.11	400 mg bis unter 600 mg (nur für Kinder unter 15 Jahren)
			6-003.12	600 mg bis unter 800 mg
			6-003.13	800 mg bis unter 1.000 mg
			6-003.14	1.000 mg bis unter 1.400 mg
			6-003.15	1.400 mg bis unter 1.800 mg
			6-003.16	1.800 mg bis unter 2.200 mg
			6-003.17	2.200 mg bis unter 2.600 mg
			6-003.18	2.600 mg bis unter 3.400 mg
			6-003.19	3.400 mg bis unter 4.200 mg
			6-003.1a	4.200 mg bis unter 5.000 mg
			6-003.1b	5.000 mg bis unter 5.800 mg
			6-003.1c	5.800 mg bis unter 7.400 mg
			6-003.1d	7.400 mg bis unter 9.000 mg
			6-003.1e	9.000 mg bis unter 10.600 mg
			6-003.1f	10.600 mg bis unter 12.200 mg
			6-003.1g	12.200 mg bis unter 15.400 mg
			6-003.1h	15.400 mg bis unter 18.600 mg
			6-003.1j	18.600 mg bis unter 21.800 mg
			6-003.1k	21.800 mg bis unter 25.000 mg
			6-003.1m	25.000 mg bis unter 31.400 mg
			6-003.1n	31.400 mg bis unter 37.800 mg
			6-003.1p	37.800 mg bis unter 44.200 mg
			6-003.1q	44.200 mg bis unter 50.600 mg
			6-003.1r	50.600 mg bis unter 57.000 mg
			6-003.1s	57.000 mg bis unter 63.400 mg
			6-003.1t	63.400 mg oder mehr

ZE	Bezeichnung	Nummer	OPS	OPS-Text
ZE2020-156	Gabe von Posaconazol, parenteral		6-007.k0	300 mg bis unter 600 mg (nur bei Alter < 15 Jahren!)
			6-007.k1	600 mg bis unter 900 mg
			6-007.k2	900 mg bis unter 1.200 mg
			6-007.k3	1.200 mg bis unter 1.500 mg
			6-007.k4	1.500 mg bis unter 1.800 mg
			6-007.k5	1.800 mg bis unter 2.100 mg
			6-007.k6	2.100 mg bis unter 2.400 mg
			6-007.k7	2.400 mg bis unter 2.700 mg
			6-007.k8	2.700 mg bis unter 3.000 mg
			6-007.k9	3.000 mg bis unter 3.300 mg
			6-007.ka	3.300 mg bis unter 3.600 mg
			6-007.kb	3.600 mg bis unter 3.900 mg
			6-007.kc	3.900 mg bis unter 4.200 mg
			6-007.kd	4.200 mg bis unter 4.800 mg
			6-007.ke	4.800 mg bis unter 5.400 mg
			6-007.kf	5.400 mg bis unter 6.000 mg
			6-007.kg	6.000 mg bis unter 7.200 mg
			6-007.kh	7.200 mg bis unter 8.400 mg
			6-007.kj	8.400 mg bis unter 9.600 mg
			6-007.kk	9.600 mg bis unter 12.000 mg
			6-007.km	12.000 mg bis unter 14.400 mg
			6-007.kn	14.400 mg bis unter 16.800 mg
			6-007.kp	16.800 mg bis unter 21.600 mg
			6-007.kq	21.600 mg bis unter 26.400 mg
			6-007.kr	26.400 mg bis unter 31.200 mg
			6-007.ks	31.200 mg bis unter 40.800 mg
			6-007.kt	40.800 mg bis unter 50.400 mg
			6-007.ku	50.400 mg bis unter 60.000 mg
			6-007.kv	60.000 mg oder mehr

ZE	Bezeichnung	Nummer	OPS	OPS-Text
ZE2020-166	Gabe von Isavuconazol, parenteral		6-008.g0	100 mg bis unter 200 mg (nur bei Alter < 15 Jahren!)
			6-008.g1	200 mg bis unter 400 mg
			6-008.g2	400 mg bis unter 600 mg
			6-008.g3	600 mg bis unter 800 mg
			6-008.g4	800 mg bis unter 1.000 mg
			6-008.g5	1.000 mg bis unter 1.200 mg
			6-008.g6	1.200 mg bis unter 1.400 mg
			6-008.g7	1.400 mg bis unter 1.600 mg
			6-008.g8	1.600 mg bis unter 1.800 mg
			6-008.g9	1.800 mg bis unter 2.000 mg
			6-008.ga	2.000 mg bis unter 2.200 mg
			6-008.gb	2.200 mg bis unter 2.400 mg
			6-008.gc	2.400 mg bis unter 2.600 mg
			6-008.gd	2.600 mg bis unter 3.000 mg
			6-008.ge	3.000 mg bis unter 3.400 mg
			6-008.gf	3.400 mg bis unter 3.800 mg
			6-008.gg	3.800 mg bis unter 4.600 mg
			6-008.gh	4.600 mg bis unter 5.400 mg
			6-008.gj	5.400 mg bis unter 6.200 mg
			6-008.gk	6.200 mg bis unter 7.800 mg
			6-008.gm	7.800 mg bis unter 9.400 mg
			6-008.gn	9.400 mg bis unter 11.000 mg
			6-008.gp	11.000 mg bis unter 14.200 mg
			6-008.gq	14.200 mg bis unter 17.400 mg
			6-008.gr	17.400 mg bis unter 20.600 mg
			6-008.gs	20.600 mg bis unter 27.000 mg
			6-008.gt	27.000 mg bis unter 33.400 mg
			6-008.gu	33.400 mg bis unter 39.800 mg
			6-008.gv	39.800 mg oder mehr

ZE	Bezeichnung	Nummer	OPS	OPS-Text
ZE2020-167	Gabe von Isavuconazol, oral		6-008.h0	200 mg bis unter 400 mg (nur bei Alter < 10 Jahren!)
			6-008.h1	400 mg bis unter 600 mg (nur bei Alter < 10 Jahren!)
			6-008.h2	600 mg bis unter 800 mg (nur bei Alter < 10 Jahren!)
			6-008.h3	800 mg bis unter 1000 mg (nur bei Alter < 10 Jahren!)
			6-008.h4	1.000 mg bis unter 1.400 mg
			6-008.h5	1.400 mg bis unter 1.800 mg
			6-008.h6	1.800 mg bis unter 2.200 mg
			6-008.h7	2.200 mg bis unter 2.600 mg
			6-008.h8	2.600 mg bis unter 3.000 mg
			6-008.h9	3.000 mg bis unter 3.800 mg
			6-008.ha	3.800 mg bis unter 4.600 mg
			6-008.hb	4.600 mg bis unter 5.400 mg
			6-008.hc	5.400 mg bis unter 6.200 mg
			6-008.hd	6.200 mg bis unter 7.000 mg
			6-008.he	7.000 mg bis unter 8.600 mg
			6-008.hf	8.600 mg bis unter 10.200 mg
			6-008.hg	10.200 mg bis unter 11.800 mg
			6-008.hh	11.800 mg bis unter 13.400 mg
			6-008.hj	13.400 mg bis unter 15.000 mg
			6-008.hk	15.000 mg bis unter 18.200 mg
			6-008.hm	18.200 mg bis unter 21.400 mg
			6-008.hn	21.400 mg bis unter 24.600 mg
			6-008.hp	24.600 mg bis unter 27.800 mg
			6-008.hq	27.800 mg bis unter 31.000 mg
			6-008.hr	31.000 mg oder mehr

Wachstumsfaktoren

ZE	Bezeichnung	Nummer	OPS	OPS-Text
Z2020-175	Gabe von Filgrastim, parenteral		6-002.10	70 Mio. bis unter 130 Mio. IE (nur Kinder < 15 Jahre!)
			6-002.11	130 Mio. bis unter 190 Mio. IE (nur Kinder < 15 Jahre)
			6-002.12	190 Mio. bis unter 250 Mio. IE (nur Kinder < 15 Jahre!)
			6-002.13	250 Mio. bis unter 350 Mio. IE
			6-002.14	350 Mio. bis unter 450 Mio. IE
			6-002.15	450 Mio. bis unter 550 Mio. IE
			6-002.16	550 Mio. bis unter 650 Mio. IE
			6-002.17	650 Mio. bis unter 750 Mio. IE
			6-002.18	750 Mio. bis unter 850 Mio. IE
			6-002.19	850 Mio. bis unter 950 Mio. IE
			6-002.1a	950 Mio. bis unter 1.050 Mio. IE
			6-002.1b	1.050 Mio. bis unter 1.250 Mio. IE
			6-002.1c	1.250 Mio. bis unter 1.450 Mio. IE
			6-002.1d	1.450 Mio. bis unter 1.650 Mio. IE
			6-002.1e	1.650 Mio. bis unter 1.850 Mio. IE
			6-002.1f	1.850 Mio. bis unter 2.050 Mio. IE
			6-002.1g	2.050 Mio. bis unter 2.250 Mio. IE
			6-002.1h	2.250 Mio. bis unter 2.450 Mio. IE
			6-002.1j	2.450 Mio. IE oder mehr

ZE	Bezeichnung	Nummer	OPS	OPS-Text
ZE2020-176	Gabe von Lenograstim, parenteral		6-002.20	75 Mio. bis unter 150 Mio. IE (nur Kinder < 15 J!)
			6-002.21	150 Mio. bis unter 225 Mio. IE (nur Kinder < 15 J!)
			6-002.22	225 Mio. bis unter 300 Mio. IE (nur Kinder < 15 J!)
			6-002.23	300 Mio. bis unter 400 Mio. IE
			6-002.24	400 Mio. bis unter 500 Mio. IE
			6-002.25	500 Mio. bis unter 600 Mio. IE
			6-002.26	600 Mio. bis unter 800 Mio. IE
			6-002.27	800 Mio. bis unter 1.000 Mio. IE
			6-002.28	1.000 Mio. bis unter 1.200 Mio. IE
			6-002.29	1.200 Mio. bis unter 1.400 Mio. IE
			6-002.2a	1.400 Mio. bis unter 1.600 Mio. IE
			6-002.2b	1.600 Mio. bis unter 1.800 Mio. IE
			6-002.2c	1.800 Mio. bis unter 2.000 Mio. IE
			6-002.2d	2.000 Mio. bis unter 2.200 Mio. IE
			6-002.2e	2.200 Mio. bis unter 2.400 Mio. IE
			6-002.2f	2.400 Mio. bis unter 2.600 Mio. IE
			6-002.2g	2.600 Mio. bis unter 2.800 Mio. IE
			6-002.2h	2.800 Mio. bis unter 3.000 Mio. IE
			6-002.2j	3.000 Mio. IE oder mehr

ZE	Bezeichnung	Nummer	OPS	OPS-Text
ZE2020-177	Gabe von Pegfilgrastim, parenteral		6-002.70	1 mg bis unter 3 mg (nur Kinder < 15 Jahre!)
			6-002.71	3 mg bis unter 6 mg (nur Kinder < 15 Jahre!)
			6-002.72	6 mg bis unter 12 mg
			6-002.73	12 mg bis unter 18 mg
			6-002.74	18 mg bis unter 24 mg
			6-002.75	24 mg bis unter 30 mg
			6-002.76	30 mg oder mehr
ZE144	Gabe von Romiplostim, parental	ZE144.01	6-005.90	100 µg bis unter 200 µg (nur Kinder < 15 Jahre!)
		ZE144.02	6-005.91	200 µg bis unter 300 µg
		ZE144.03	6-005.92	300 µg bis unter 400 µg
		ZE144.04	6-005.93	400 µg bis unter 500 µg
		ZE144.05	6-005.94	500 µg bis unter 600 µg
		ZE144.06	6-005.95	600 µg bis unter 700 µg
		ZE144.07	6-005.96	700 µg bis unter 800 µg
		ZE144.08	6-005.97	800 µg bis unter 900 µg
		ZE144.09	6-005.98	900 µg bis unter 1.000 µg
		ZE144.10	6-005.99	1.000 µg bis unter 1.200 µg
		ZE144.11	6-005.9a	1.200 µg bis unter 1.400 µg
		ZE144.12	6-005.9b	1.400 µg bis unter 1.600 µg
		ZE144.13	6-005.9c	1.600 µg bis unter 1.800 µg
		ZE144.14	6-005.9d	1.800 µg bis unter 2.000 µg
		ZE144.15	6-005.9e	2.000 µg bis unter 2.400 µg
		ZE144.16	6-005.9f	2.400 µg bis unter 2.800 µg
		ZE144.17	6-005.9g	2.800 µg bis unter 3.200 µg
		ZE144.18	6-005.9h	3.200 µg bis unter 3.600 µg
		ZE144.19	6-005.9j	3.600 µg bis unter 4.000 µg
		ZE144.20	6-005.9k	4.000 µg bis unter 4.400 µg
		ZE144.21	6-005.9m	4.400 µg bis unter 4.800 µg
		ZE144.22	6-005.9n	4.800 µg bis unter 5.200 µg
		ZE144.23	6-005.9p	5.200 µg bis unter 5.600 µg
		ZE144.24	6-005.9q	5.600 µg oder mehr

ZE	Bezeichnung	Nummer	OPS	OPS-Text
ZE2020-178	Gabe von Lipegfilgrastim		6-007.70	1 mg bis unter 3 mg
			6-007.71	3 mg bis unter 6 mg
			6-007.72	6 mg bis unter 12 mg
			6-007.73	12 mg bis unter 18 mg
			6-007.74	18 mg bis unter 24 mg
			6-007.75	24 mg bis unter 30 mg
			6-007.76	30 mg oder mehr

Notfälle, kardiologische Prozeduren, Reanimation

8-640.0	Kardioversion	Synchronisiert!
8-640.1	Defibrillation	Nicht synchronisiert!
8-641	Externer temporärer Schrittmacher	Inkl. Implantation, Justieren, Repositionierung, Manipulation und Entfernung von temporären Schrittmacherelektroden
8-642	Interner temporärer Schrittmacher	Inkl. Implantation, Justieren, Repositionierung, Manipulation und Entfernung von temporären Schrittmacherelektroden, Überstimulation
5-311	Temporäre Tracheostomie	
8-700	**Offenhalten der oberen Atemwege**	
8-700.0	durch oropharyngealen Tubus	Güdel-Tubus
8-700.1	durch nasopharyngealen Tubus	Wendl-Tubus
8-701	Einfache Intubation	Notfallintubation, Tubuswechsel
8-704	Intubation mit Doppellumentubus	Notfallintubation, Tubuswechsel
8-706	Anlegen einer Maske zur maschinellen Beatmung	Anpassen einer Gesichts- oder Nasenmaske

5-311	temporäre Tracheostomie	
5-312	permanente Tracheostomie	
8-721	**Hyperbare Oxygenation [HBO]**	
8-721.0	Dauer bis unter 145 Minuten	ohne Intensivüberwachung
8-721.4	Dauer 145 bis 280 Minuten	
8-721.1	Dauer bis unter 145 Minuten	mit Intensivüberwachung
8-721.2	Dauer 145 bis 280 Minuten	
8-721.3	Dauer über 280 Minuten	
8-771	Kardiale oder kardiopulmonale Reanimation	

8-83a	**Dauer der Behandlung mit einem herzunterstützenden System**
8-83a.0	**Intraaortale Ballonpumpe**
8-83a.00	bis unter 48 Stunden
8-83a.01	48 bis unter 96 Stunden
8-83a.02	96 oder mehr Stunden
8-83a.1	**Extrakorporale Pumpe (z. B. Kreiselpumpe oder Zentrifugalpumpe), univentrikulär**

8-83a.10	bis unter 48 Stunden	8-83a.16	240 bis unter 288 Stunden
8-83a.11	48 bis unter 96 Stunden	8-83a.17	288 bis unter 384 Stunden
8-83a.13	96 bis unter 144 Stunden	8-83a.18	384 bis unter 480 Stunden

8-83a.14	144 bis unter 192 Stunden	8-83a.19	480 bis unter 576 Stunden
8-83a.15	192 bis unter 240 Stunden	8-83a.1a	576 oder mehr Stunden
8-83a.2	**Extrakorporale Pumpe (z. B. Kreiselpumpe oder Zentrifugalpumpe), biventrikulär**		
8-83a.20	bis unter 48 Stunden	8-83a.26	240 bis unter 288 Stunden
8-83a.21	48 bis unter 96 Stunden	8-83a.27	288 bis unter 384 Stunden
8-83a.23	96 bis unter 144 Stunden	8-83a.28	384 bis unter 480 Stunden
8-83a.24	144 bis unter 192 Stunden	8-83a.29	480 bis unter 576 Stunden
8-83a.25	192 bis unter 240 Stunden	8-83a.2a	576 oder mehr Stunden
8-83a.3	**Transvasal platzierte axiale Pumpe zur Kreislaufunterstützung (2020 Ausweitung der Stunden!)**		
8-83a.30	bis unter 48 Stunden	8-83a.34	96 bis unter 144 Stunden
8-83a.31	48 bis unter 96 Stunden	8-83a.35	144 bis unter 192 Stunden
8-83a.36	192 bis unter 240 Stunden	8-83a.37	240 bis unter 288 Stunden

8-83a.38	288 bis unter 384 Stunden	8-83a.39	384 bis unter 480 Stunden
8-83a.3a	480 bis unter 576 Stunden	8-83a.3b	576 oder mehr Stunden
8-83a.4	**Parakorporale Pumpe zur Kreislaufunterstützung (z. B. Membranpumpe)**		
8-83a.40	Bis unter 48 Stunden	8-83a.41	48 bis unter 96 Stunden
8-83a.42	96 bis unter 144 Stunden	8-83a.43	144 bis unter 192 Stunden
8-83a.44	192 bis unter 240 Stunden	8-83a.45	240 bis unter 288 Stunden
8-83a.46	288 bis unter 384 Stunden	8-83a.47	384 bis unter 480 Stunden
8-83a.48	480 oder mehr Stunden		

Linksammlung

Weiterführende Informationen zum deutschen DRG-System sind hier zu finden:

Arbeitsgemeinschaft der Wissenschaftlichen Medizinischen Fachgesellschaften (AWMF), (Leitlinien online)	www.awmf.org
InEK GmbH: deutsches „DRG-Institut", Fallpauschalen-Katalog, Kodierrichtlinien, Definitionshandbücher	www.g-drg.de
Überleitungstabellen, Gesetzestexte, Baserates, uvm.	www.aok-gesundheitspartner.de
Informationsportal und DRG-Forum „MyDRG"	www.mydrg.de
Medizinischer Dienst Bund: Richtlinien zur MD-Prüfung	www.mds-ev.de
Medizinischer Dienst: SEG Kodierempfehlungen	www.mdk.de

Fachgesellschaften:

Deutsche Gesellschaft für Medizincontrolling e. V.: FoKA-Kodierempfehlungen	www.medizincontroller.de
Deutsche interdisziplinäre Vereinigung für Intensiv- und Notfallmedizin e. V.	www.divi-org.de
Deutsche Gesellschaft für internistische Intensivmedizin e. V.	www.dgiin.de
Deutsche Gesellschaft für Innere Medizin e. V.	www.dgim.de
Deutsche Gesellschaft für Pneumologie und Beatmungsmedizin e. V.	www.pneumologie.de
Deutsche Gesellschaft für Kardiologie und Herz-Kreislaufforschung e. V.	www.dgk.org
Deutsche Gesellschaft für Anästhesiologie und Intensivmedizin e. V.	www.dgai.de
Deutsche Gesellschaft für neurologische Intensiv- und Notfallmedizin e. V.	www.anim.de
Deutsche Gesellschaft für Chirurgie e. V.	www.dgch.de
Deutsche Gesellschaft für Hygiene und Mikrobiologie e. V.	www.dghm.de
Deutsche Gesellschaft für Hämatologie und Med. Onkologie e. V.	www.dgho.de
Deutsche Sepsis-Gesellschaft e. V.	www.sepsis-gesellschaft.de
Arbeitsgemeinschaft der wissenschaftlichen medizinischen Fachgesellschaften: Leitlinien zu Diagnostik und Therapie	www.leitlinien.net

Stichwortverzeichnis

A

Abciximab 78
ACV 117
Aggrastat 77
Angina pectoris
  Postinfarkt-Angina 79
Angiox 78
Antidekubitusmatratze 140
Antikoagulation 100
APRV 117
ASB 117
Aspergillose 53
ASV 117
Aszitespunktion 211, 217
ATC 117
Atemwegsinfekte 52

B

Beatmung 109
  Ende der 126
Beispielfälle
  Myokardinfarkt 81
Bestrahlung Blutprodukte 190
Bettenzahl Intensivstation 14
BiPAP 117, 118
Bivalirudin 78
Bluterentgelt 198, 199
Blutgerinnungsfaktoren 199, 201
Blutgerinnungsstörung
  angeboren 199
  erworben 197
Blutkultur 37, 212
Blutprodukte 184, 190
  bestrahlte 190
Blutungen 94
Blutwäscheverfahren 188

C

Cardioversion 138
Chemotherapie 192, 226
  Anzahl Zytostatika 195
  Komplexität 193
  Prozeduren 193
  Therapietage 195
CMV 118
CMV-Infekte 56
CPAP 118
CV 118

D

Defibrillation 138
Deutsche Kodierrichtlinien (DKR) 20
DGfM 266
Diagnostik 208
  Hitliste Prozeduren 208
DIMDI. *Siehe* Deutsches
    Institut für Medizinische
    Dokumentation und Information
DIVI 13
DKR
  0103f 30, 37, 40
  0901 75, 79
  0903a 136
  0908f 139
  D002f 84
  D003 80
  P001f 141, 190
  P005k 77, 182, 183
DKR-Psych. *Siehe* Deutsche
    Kodierrichtlinien für die
    Psychiatrie und Psychosomatik
DRG
  F60 82
  F66 82
  F74Z 82

E

ECLA 119
ECMO 119, 153, 187
EPAP 119
Eptifibatid 77
Ernährung 141, 188
  enterale 188
  parenterale 188
Erreger-Resistenzen 30, 58, 59

Erythrozyten-Gabe 192, 227
EzPAP 119

F

Fieber 28
FoKA
  B-002 40
  I-007 84
  Z-001 63

G

Gerinnungsstörungen
  angeborene 103
  dauerhaft 105
  erworbene 102
  temporär 105
GP2b/3a-Antagonisten 76

H

Hämodiafiltration 146, 189, 224
  Zusatzentgelte 184
Hämodialyse 143, 222
  Leichtketten-Elimination 145
  Zusatzentgelte 184
Hämofiltration 148, 189, 219
  TISS-10 166
Hämoperikard 75
Harnblase
  Instillation 226
  Manipulationen 216
Harnwegsinfekt 46
  nach Dauerkatheter 67
Hauptdiagnose
  Myokardinfarkt 74
Hepatitis 46, 57
Herzstillstand 136
HFNC 114
HFOV 120
Hitliste
  Pilzinfektionen 54
  Prozeduren 207
HLA-Identität 191

I

IABP 150, 187
ILV 120
Immunsuppression 214
  Monitoring 212
  Pilzinfekte unter 56
InEK 265. *Siehe* Institut für das Entgeltsystem im Krankenhaus
Infektionen 27
  bakterielle und virale 44
  bei Z.n. Transplantation 57
  Katheter- und Port- 67
  Prozeduren für Diagnostik 212
Insuffizienz, respiratorische
  Typ I 52
  Typ II 52
Integrilin 77
Intensivstation 13
Intermediate Care Unit 15
IPAP 120
IPPV 120
IRV 121

K

Katheter
  Blasen- 216
  Gefäß- 218
  Thrombininjektion nach 214
  TISS-10 166
Keim
  Nachweis von 30
Kindersplit 183
  TK-Gabe 228
Knochenmarkpunktionen 209
Komplexbehandlung 24, 157
  auf spezieller Isoliereinheit 64
  aufwendige intensivmedizinische 160
  intensivmedizinische 161
  intensivmedizinische, im Kindesalter 178
  mit MRSA 64
  multimodale intensivmedizinische 181
Komplizierende Konstellation 21
  bei Beatmung 21
Kunstherz 155

L

Lagerung 140, 183, 214
Leberersatztherapie 149, 185, 187
Leukämie, akut
  Diagnosekodes 197
Liquorpunktion 208
Literatur 26, 69, 73, 116
Lungenembolie 83
Lysetherapie 76

M

MARS 149, 187
MD(K) 19
  17 63
  66 84
  93 214
  157 101
  158 101
  200 37, 40
  223 37, 40
  250 37
  342 190
  395 64
Mikroaxial-Blutpumpe 151
MRE 64
MRSA 62
  Komplexbehandlung mit 64
Myokardinfarkt 74
  alter 80
  Ausschluss 81
  Beispielfälle 81
  Hämoperikard 75
  Komplikation bei 75
  Lysetherapie 76
  NSTEMI 74
  Papillarmuskelruptur 76
  Postinfarkt-Angina 79
  Postinfarkt-Syndrom 79
  rezidivierender 79
  subendokardialer 74
  Thrombose bei 76
  transmuraler 74
  Ventrikelseptumdefekt 76
  Vorhofseptumdefekt 76
  während Aufenthalt 75

N

Nebendiagnosen 21
NIV 122
NSTEMI 74
NUB 213

O

OPS. *Siehe* Operationen- und Prozedurenschlüssel

P

PACV 121
Papillarmuskelruptur 76
PAV 121
PCV 121
PECLA 187
PEEP 121
Pflegepersonal-Untergrenzen 16
Pilzinfektion 53
Pleurapunktion 188, 211, 217
Pneumonie
  bakteriell 49
  nosokomiale 68
  viral 51
Postinfarkt-Angina 79
Postinfarkt-Syndrom 79
Prothrombingabe 185
Prozeduren 182
  Definition 187
  Diagnostik allgemein 208
  Hitliste 207
  Infektionsdiagnostik 212
  Optional und nicht kodierbare 182
PSV 121

R

Reanimation 136, 162, 208, 260, 261
Relativgewicht. *Siehe* Bewertungsrelation
ReoPro 78

S

SAPS 162, 163
  DRGs 22
Schock 69
  Anaphylaktischer 69
  Hämorrhagischer 70
  Hypovolämischer 70
  Kardiogener 70
  Neurogener 71
  Pneumonie mit 43
  Septischer 38, 72
  Syndrom des toxischen 48
Schrittmacher 139, 260
Sepsis 32, 41, 58, 67
  Aspergillus- 55
  Candida- 55
  Definition 32
  durch Staphylococcus aureus 63
  schwere 38, 42
  Septischer Schock 38, 72
SIMV 122
SIRS 37, 42
Syndrom
  Postinfarkt- 79

T

Therapietage 195
Thrombophilie 98, 100
Thrombose 76, 84, 94, 98
Thrombozytenaggregationshemmer 101
Thrombozytengabe 185, 227
  Apherese 229
  HLA-kompatibel 191
Tirofiban 77
TISS 162
  Punkte 166
Transfusion
  EKs 192
Troponin 74
Troponinerhöhung
  isoliert 83

V

VCV 122
Ventrikelseptumdefekt 76
Vergiftungen 85
Vorhofseptumdefekt 76

W

Wachstumsfaktoren 187
Weaning 128
  OPS-Kode bei 130
Weichteilinfekte 46

Z

Zellapherese 185, 218
Zusatzentgelte 25, 182, 244
  Antimykotika 186, 244
  Liste 184
  Wachstumsfaktoren 187, 257
ZVK 213, 218
Zytostatika 196

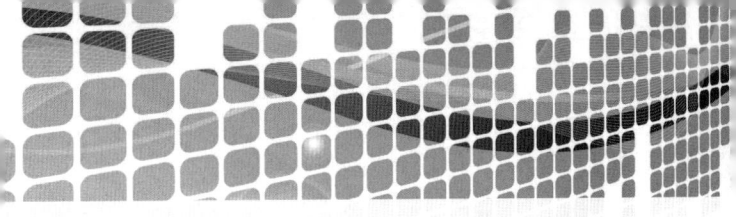

Kodierhilfe Intensivmedizin 2020

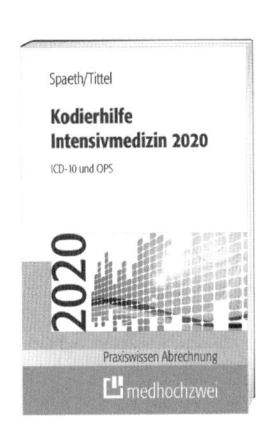

Spaeth/Tittel

Kodierhilfe Intensivmedizin 2020

ICD-10 und OPS

6. Auflage 2020. 9,99 €. Ca. 40 Seiten.
Softcover. ISBN 978-3-86216-597-1

Die praxisnahe Kodierhilfe für den Alltag auf der Intensivstation. Dieses Kodierheft enthält circa 550 häufig verwendete Diagnosen und Prozeduren nach ICD-10 und OPS sortiert nach Themengebieten, inkl. der Neuerungen 2020. Es soll Ärzte und Kodierkräfte schnell und einfach beim alltäglichen Kodieren unterstützen.

Der Schwerpunkt liegt auf dem Bereich Intensivmedizin (inkl. einem Überblick zu Beatmung und Komplexbehandlung). Außerdem enthält dieses Kodierheft häufige und wichtige Diagnosen und Prozeduren im Bereich der Inneren Medizin. Das Heft ist in den Themengebieten nach Organen und alphabetisch sortiert. Zusätzlich finden sich kurz zusammengefasst allgemeine Kodierhinweise und DRG-relevante Sepsis-Kriterien.

Bestellung unter: **www.medhochzwei-verlag.de**

medhochzwei

Übungsaufgaben zur DRG-Kodierung

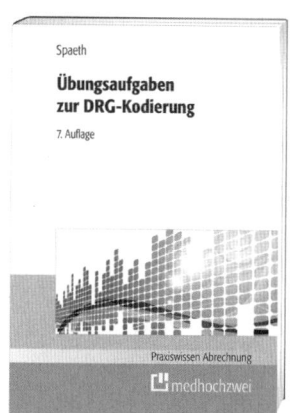

Spaeth

Übungsaufgaben zur DRG-Kodierung

7. Auflage 2019. € 24,99. 105 Seiten. Softcover. ISBN 978-3-86216-534-6. Auch als eBook erhältlich.

medhochzwei

Über 60 Übungsbeispiele mit Lösungen und ausführlichen Kommentaren zur aktuellen DRG-Kodierung 2019. Dieses Buch ist für alle, die ihr erworbenes Wissen in diesem Bereich kontrollieren und erweitern wollen. Es ist aufgeteilt in kleine Aufgaben, die auf Besonderheiten der Deutschen Kodierrichtlinien hinzielen. Außerdem enthält es große Aufgaben, bei denen ausführliche Arztbriefe kodiert werden müssen. Rechenaufgaben und fiktive Klausuraufgaben runden die Übungen ab und ermöglichen eine breite Basis im Umgang mit den ICD-10- und OPS-Katalogen sowie einer korrekten Anwendung der Deutschen Kodierrichtlinien und der Fallpauschalenverordnung. Die Aufgaben, basierend auf den Zahlen für das Jahr 2019, sollen dabei das Verständnis für die grundlegenden Regeln im G-DRG-System wecken und kontrollieren, ob Lerninhalte erfolgreich vermittelt wurden. Ein Übungsbuch mit direktem Bezug zu den Anforderungen im Klinikalltag rund um das Kodieren.

Bestellung unter: **www.medhochzwei-verlag.de/shop**